おしゃべり病理医の

カラダと病気の図鑑

人体サプライチェーンの仕組み

小倉加奈子

CCCメディアハウス

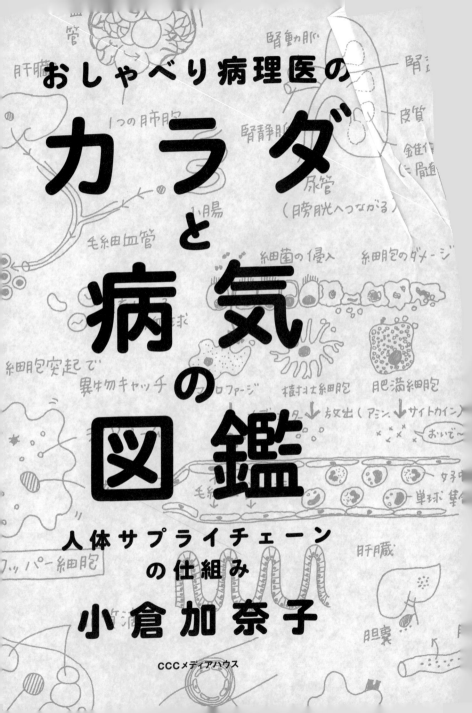

はじめに

みなさん、こんにちは。本書を手に取ってくださり、ありがとうございます。病理医の小倉加奈子と申します。

病理医は、顕微鏡で細胞や組織の形を見て、病気を診断することを専門とする医師です。特に細胞や組織の形が大きく正常と変わるがんは、病理診断が最終診断となり、がん診療の要となっています。患者さんの身体の一部を直接、しかもミクロのレベルで診させてもらっていますので、〝もう一人の主治医〟の気持ちでいつも仕事をしています。

前著『おしゃべりながんの図鑑』では、病理医の仕事内容や日常の様子、大阪大学大学院病理学教授の仲野徹先生とのやや脱線気味の対談などを織り交ぜながら、病気の中でもがんに特化して解説しました。ほかの病気と比較して、がんの診断は病理医の専門性を遺憾なく発揮できる分野といえます。その強みを生かし、主要ながんについてかなり専門的な内容まで書けたのではないかと思っています。

1冊目の達成感に気をよくした私は、今回、がんだけではなく病気全般について解説することに挑戦しました。が、書き始めようとしてすぐに、それがどんなに困難なものであるかを思い知らされることになりました。

病気全般を網羅するとなると途方もなく膨大な内容となり、1冊にまとめるためにどうやって編集して書いていいのかわからない。いざ意を決して、なんとか専門書を参考に書き始めると、難しすぎるし、ひどくつまらない。そもそも医学を学んだことのないみなさんに病気を理解してもらうには、正常の身体の仕組みや働きからきちんと説明しなければなりません。本書の構成をはじめ、すべてを一からやり直さなければならないと悟りました。

この窮地を打破する方法が、「見立て」でした。見立ては、子どもの頃の「ごっこ遊び」で慣れ親しんできた方法です。

ごっこ遊びでは、泥をこねたものをおまんじゅうに、大きい葉っぱをお皿に見立てて遊んだりします。別のものだけれど、似ているもので代用するのですね。

遊び道具だけではなく、役割分担もそうです。子どもたちはお父さんやお母さんになりきって身ぶりや口ぶりを真似しながら、お人形を赤ちゃんに見立ててお世話をしたりします。失敗やルーチンなど、日常のパターンや段取りもかなり上手に真似しますから、その様子を親が見ていると家庭の事情が表沙汰になって、恥ずかしくなることもあるかもしれませんね。

見立ての方法というのは、物事の仕組みを理解して、遊びや学びに活用していく根本的な思考方法です。ですから、ごっこ遊びだけではなく、学問にも活用されていますし、ことわざや俳句、歌舞伎や能など、あらゆる日本文化にも広く深く浸透しています。ならば、この方法を病気全般についてわかりやすく解説するために使うこともできるはずだと思いました。本書は、見立ての方法に活路を見出して、ようやく完成することができました。

前著もそうでしたが、本書もなるべく専門的な内容まで踏み込むことにこだわりました。内容が浅いからわかりやすい、という本ではなく、内容が深いのにとても読みやすい、という本を目指しました。医学に限らず、専門的な知識もわかりやすく解説してもらうと、日常生活の中で浮かんでいた素朴な疑問が氷解することはよくあると思っています。本書も、身体についてのみなさんの日頃の疑問についての答えが見つかるものであればと願っています。

本書の構成は、全部で4章立てです。

Ⅰ章は、「健康と病気のアイダ考」と題して、健康と病気の境目についていろいろと考察しています。Ⅱ章「人体サプライチェーンの仕組み」は、さきほどの「見立て」の方法を駆使して正常の身体の仕組みを説明し、それを踏まえて、いよいよⅢ章「つながり、つらなる病態図解」に入りますが、つねに人体サプライチェーンを思い出して正常と病態との違いがわかるようにしました。そして、Ⅳ章「個人と社会、身体と精神のアイダ考」で、少し別の角度から病気や医療について考察しています。

本の全体像をざっくり把握できるように、見出しも少し工夫しながら執筆しましたので、目次を最初にざっとご覧いただくとよいかもしれません。また、今回も専門的すぎて理解が難しそうな部分に関しては、イラストで補うことにしました。みなさんのイメージをふくらませる一助になれば幸いです。

私にとっては、とても冒険的な1冊となりました。みなさんも人体の冒険に出かけたような気持ちになってくださるとうれしいです。

目次

Ⅱ 人体サプライチェーンの仕組み

III つながり、つらなる病態図解

5つの病態を観察しよう

Ⅳ 個人と社会、身体と精神のアイダ考

誰が病気？ 何が病気？

I

健康と病気のアイダ考

どこまで健康？どこから病気？

0.
どこまで健康？　どこから病気？

ふだん何気なく日常生活を送っている私たち。ふつうに朝起きて、学校や会社に行くことができていれば、自分の身体の調子を特段気にすることなく1日を過ごすことができます。そして、そういった状態は、おおむね健康であろうと感じるでしょう。

では、私たちは、どんな状態になったら病気になったかもしれないと感じ、そして実際、病気とはいったいどういう状態なのでしょうか。

手始めに、「病気」という言葉の定義から考えてみましょう。いくつかの辞書、事典をめぐってみました。まずは『大辞泉』（小学館）で、病気という言葉を引いてみます。

びょう‐き【病気】

① 生体がその形態や生理・精神機能に障害を起こし、苦痛や不快感を伴い、健康な日常生活

を営めない状態。医療の対象。疾病《しっぺい》。やまい。
② 悪い癖や行状。「いつもの――が出る」

①の説明は、論理的で明快です。病気の原因と結果、感覚と状態、そしてそれが医療の対象となりうることまで、短い文章で過不足なく説明されています。②の「悪い癖や行状」という意味のほうも、なかなか含蓄がありますね。

このふたつの説明で納得してしまいそうですが、別の事典も見てみましょう。『改訂新版 世界大百科事典』（平凡社）には、最初にこうあります。

身体の痛み、不快感、機能の低下や不調和などで日常生活が妨げられる、個人の肉体的異変や行動の異変をいい、そのような状態の不在を健康という。

この事典でも、日常生活に支障が生じることが、病気の定義に含まれていますね。特徴的なのは、「そのような状態の不在を健康という」というように、病気の定義から健康である状態まで説明されていることです。

ちょっと新鮮でしたが、健康が病気ではない状態だと説明されても、なんとなくしっくりこないのは、私だけでしょうか。

この事典では、このあと歴史的、文化的、社会的な側面からそれぞれ病気についての考察がなされ、病気の分類や診断論についても解説されています。

一方、『日本大百科全書』（小学館）では、とても慎重に考察が進められています。冒頭の説明をご覧ください。ちょっと哲学的ですよ。


医学では病気を「体の機能、構造、器官などの断絶、停止、障害」すなわち正常状態からの逸脱と定義することが多いが、「正常」という概念そのものが不確かである。突きつめていくと「異常でないこと」という語義反復の矛盾に陥ってしまう。自然科学的に病気を定義することは難しい。


たしかに、その通りだと思いました。健康とは、病気ではない状態のことだと説明されてもしっくりこなかった理由が、ここで説明されているように感じました。

身体の状態が正常であるという概念そのものが不確かでとらえどころがないものですから、病気の定義はとても難しい。この事典では、続けて、さらにねちっこく（笑）、病気に対しての様々な見方、とらえ方が紹介されています。

　このように、病気の説明は辞書や事典ごとにニュアンスが異なり、病気とは何かという問いに対して一概な答えはないようです。歴史や文化的な背景にもよりますし、病気をどのようにとらえるかは、個人個人でも違うのでしょう。

　みなさんは、どうお考えでしょうか。

1.
病気の基準

くしゃみの回数で決まるのか？

具体例を挙げながら、もう少し考えてみましょう。みなさんは、どんなときに「病気かもしれない」と感じるでしょうか。

「くしゅん！」

今、鼻がむずむずしてくしゃみが出ました。1回くらいくしゃみが出ても、あまり気にならないですね。

「くしゅん！　くしゅん！　くしゅん！　くしゅん！　へ〜っ、くしゅん!!」

5回連続でくしゃみが出ました。どうでしょうか。気になってきましたか。さらに、1日に何十回もくしゃみが出たとしたら、「花粉症になったかな、風邪かな、いやもしかしてコロナウイルスに感染してしまったのかもしれない、そういえば、なんとなく身体がだるい気がしてきたぞ」と、「病気の気分」がやってくるかもしれません。

くしゃみは、何回くらい出たら病気だと思いますか。くしゃみではなく、咳だとしたら？ あるいは、鼻水だったらどうでしょうか。あまりそこに、厳密な基準はないようです。

痛いのは病気なのか？

おなかが痛い場合は、くしゃみ1回よりもより強く「病気の気分」になるかもしれません。痛みという症状は、病気の代名詞のようにも感じます。

では、肩が痛い場合は病気でしょうか。肩こりという症状からすぐに病気を連想することは、もしかしたら少ないかもしれませんね。

夏樹静子さんの『腰痛放浪記 椅子がこわい』(新潮文庫)は、原因不明の激しい腰痛との格闘の日々を描いたエッセイですが、こんなに痛いということは、何かその根本要因となる深刻な病気がひそんでいるはずだと、夏樹さんは考えます。

あらゆる検査や治療を試みた先に待っていた驚きのラストはぜひ本を手に取って確かめていただきたいのですが、痛みの程度が強ければ強いほど、深刻な病気になったと感じるのは自然かなと思います。

肩こりであろうと腰痛であろうと、くしゃみの回数と同様で、やはり痛みの強さといった症状の度合いが病気ではないかと感じる、ひとつのバロメーターであるといえそうです。

では、転んで膝小僧をすりむいて痛む場合はどうでしょうか。怪我は、病気ではないのでしょうか。やはり、怪我の程度によるのでしょうか。

「怪我も傷病というからには、病気のひとつだ！」と主張される方もおられると思いますが、怪我をしても病気になったという感じはしないなぁ、と思われる方のほうが多いのではないでしょうか。

痛みの要因がすぐにわかるものを、われわれはあまり病気と思わないのかもしれません。何か身体の奥底で異状が起こっている、というような不安感が病気の気分にさせるのかもしれません。得体のしれない感じ、なんとなく具合が悪い感じというようなつかみどころのない症状に、病気らしさがひそんでいるともいえそうです。

「具合が悪い」と「病気になる」は同じ？

私たちは、「いつ」病気になるのでしょうか。「具合が悪い」と「病気になる」は、同じ意味なのでしょうか。

がんは、早期の段階では全くの無症状です。体調がすこぶる良好と感じていても、検診で早期がんが見つかれば、「深刻な病気になった」と思うでしょう。改めて「病気になる」ってどういうことだろうと考えると、難しいですね。

医療がどんどん進歩するほど、具合が悪いことと病気になることの違いは、わからなくなるようにも思います。

インターネットなどで様々な病気の特徴について検索しやすくなっていますが、情報が増えるほど、かえって病気の本質が見えなくなっているように思います。

医者に病気にさせられる？

前著『おしゃべりながんの図鑑』の対談で仲野先生と盛り上がった話題のひとつも、「人はいつから病気になるのか」ということでした。「医者にいわれた時点で病気になるようだ」、つまり「診断された時点で病気になるのだ」というのが、病気の専門家である私たちが議論した末、たどりついた結論でした。

本末転倒のように感じるのですが、それ以上によい答えは見つかりませんでした。病理医が、人を病気に「する」専門医であることも同時に再認識して、ちょっとショックでしたが、いちばん納得のいく結論だったのです。

「診断された時点で病気になる」ということは、言い換えると「病名をつけられる」ということが病気になるということです。何か困った症状があって、その要因がわかって、「〇〇病」という名前がつくことで晴れて（？）病気になる。この定義づけは、なかなかすっきりするように思うのですが、いかがでしょうか。

おしゃべり病理ノート 1
「おぐら病」はやめよう

「診断」は「名づけること」と言い換えられます。「○○を△△とみなす」というプロセスです。

医師、特に臨床医は、患者さんの訴えや視診・触診・聴診といった理学的所見に、医学的な専門用語を当てはめていきます。さらにそれらの特徴を統合し、自分の頭の中のあらゆる病気の医学的知識と照合し、最も可能性の高い病名にたどりつきます。

病理医は細胞の形態、細胞同士の並び方を観察し、その形態学的な特徴をやはり医学用語に言い換えながら診断しています。いずれにしてもやっていることは、得られた情報を集めてひとつの別の言葉で表すこと、すなわち「名づける」ことです。

もしも、どんなに調べても考え抜いても、ふさわしい病名が見つからないなら、新しい病気を発見したのかもしれません(!)。でも、自分が見つけた病気だからといって安易に「おぐら病」と命名するのはやめようと思います。後世の医学生に覚えにくいと、恨まれます(笑)。

裏を返すと、発見した医師の名前がそのまま病名になっている病気がたくさんあるのです。たとえば、「パーキンソン病」や「アルツハイマー病」です。

パーキンソン病は、脳幹部の中脳黒質《ちゅうのうこくしつ》と呼ばれるところの神経細胞が変性、脱落することが原因の病気です。安静時に身体が震えたり、あるいは筋肉が硬くなってうまく動かなくなったり、姿勢を保つことが難しくなり、バランスを崩して転びやすくなる、というような症状が出現します。こういった症状の患者さんがいることを報告したのがパーキンソン医師で、1817年のことでしたが、その原因が中脳黒質にあることがわかったのは、その100年後です。

アルツハイマー病も、1907年にアルツハイマー先生が初老期に発症した認知症の患者さんを報告したことがきっかけで、命名されています。

実は、日本人医師の名前を冠する病名もたくさんあります。「木村病」「菊池病」「川崎病」(注)などなど。いずれもその病気をはじめに報告したドクターの名前なのですが、川崎病というと地名が連想され、「水俣病のような公害の病気なのかし

川崎病を発見した川崎富作先生

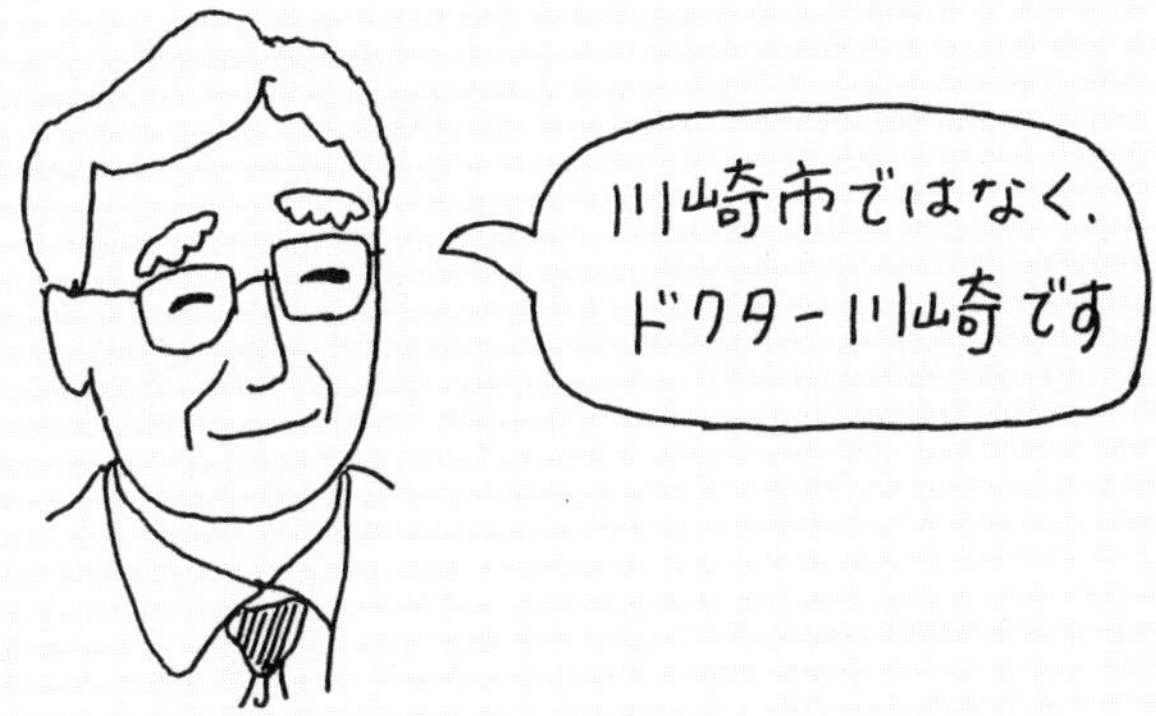

ら」と勘違いしてしまう可能性もあります。

いずれにしても、疾患の特徴が病名からなかなか想起できません。

さらに、人名のついた細胞もあります。「伊東細胞」とか「クッパー細胞」とか。

前者は肝臓にいるビタミン貯蔵細胞で、後者はマクロファージの一種なのですが、あまり役割と細胞の名前が関連していません。そのため覚えようとすると、どっちがどっちだったか、こんがらがります。なんでこんな名前をつけるのかと、ちょっといらっとします。「伊藤細胞」って書いたら、試験でバツになるのです！

もっと、その病気らしさが自然とにじんでくるような名前を考えてほしいですね。

私のお気に入りは、「もやもや病」という病名。もやもや病は、某有名歌手が罹患していること

人名のついた細胞

◆伊東細胞

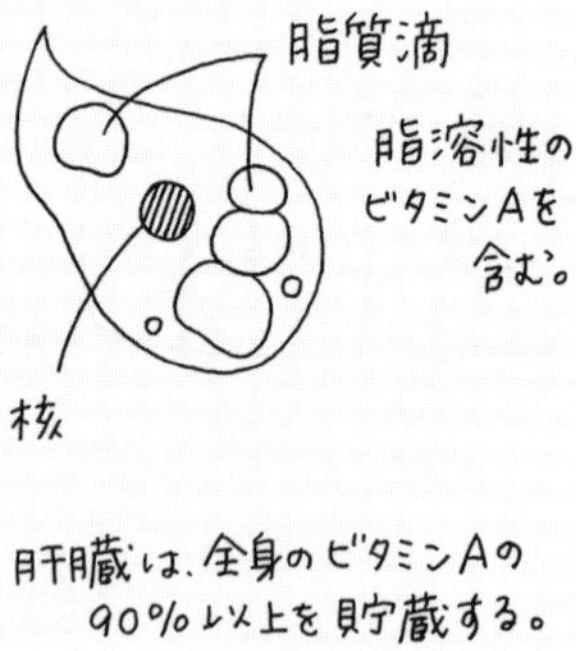
脂質滴
脂溶性のビタミンAを含む。
核
肝臓は、全身のビタミンAの90%以上を貯蔵する。

◆クッパー細胞

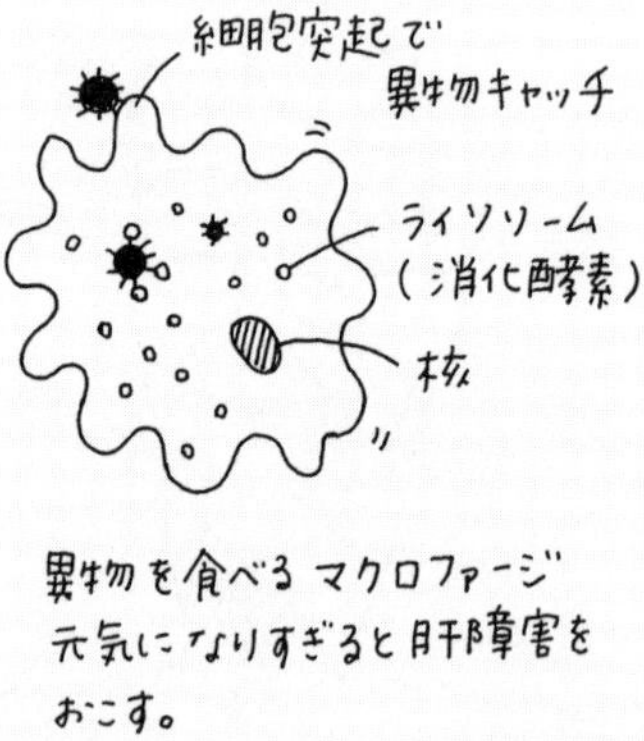
細胞突起で異物キャッチ
ライソソーム（消化酵素）
核
異物を食べるマクロファージ
元気になりすぎると肝障害をおこす。

で少しだけ有名になった脳の血管異常をきたす病気なのですが、異常な血管が画像検査でもやもやと見えるという理由でつけられた、オノマトペ病名です。

一度聞いたら絶対忘れないインパクトの大きさと、オノマトペの響きが画像所見の特徴をしっかり表していて、素敵なネーミングです！　日本人の医師がつけた病名なので、英訳しても「moyamoya disease」です。外国人が「も〜やも〜や」と変なアクセントで発音するのを想像すると、ちょっとくすっとなります。オノマトペは言語によってだいぶニュアンスが異なりますから、外国人ドクターのウケはどうなんでしょうね。

注

●**木村病** 1948年に木村哲二《きむらてつじ》先生らが「リンパ組織増生を伴う異常肉芽腫」として、はじめて報告した疾患。まれな病気で、リンパ節が腫れることが主な症状。

●**菊池病** 菊池昌弘《きくちまさひろ》先生が報告した疾患。別名は「組織球性壊死性リンパ節炎」。若い日本人女性に多い。感冒様症状で始まり、38度以上の発熱を伴い、解熱後にリンパ節が腫れる。数ヶ月で自然治癒する。ウイルス感染の関与が示唆されているが、原因不明。

●**川崎病** 川崎富作《かわさきとみさく》先生が報告した疾患。別名は「小児急性熱性皮膚結膜リンパ節症候群」。原因不明の疾患で、4歳以下の乳幼児に発症する。発熱のあと、指先や足裏が腫れて皮膚がはがれてくるという特有の皮膚症状や、いちご舌、目や口の粘膜の充血、リンパ節の腫大などが認められ、全身、特に心臓の冠動脈の炎症を起こすことがある。

※このように説明すると、いずれも別名が長ったらしく、難しいですね（笑）。やっぱり人名のほうがいいかも、という気がしてきました。

2.
いざ病院へ
病院でわかること

いつ病院に行くか？

では、別の角度からもう少し考察を進めてみます。私たちは、どんなときに病院に行くのでしょうか。大きく、ふたつのパターンに分けられます。

ひとつは、「具合が悪い」とき。インフルエンザが流行するシーズンであれば、急に高熱が出て身体の節々が痛んでくるようであれば、インフルエンザかもしれないと疑って、受診するでしょう。

あるいは、ここ数週間、咳が止まらないとか、ずっとおなかを下している、というような日常生活に支障が生じる症状で悩んでいれば、もしかしたら大きな病気にかかっているかもしれないと心配になるでしょうし、まずはその症状をなんとかしてもらいに病院に行こうと考えますよね。

もうひとつは、「病院に行ってくださいと誰かにいわれた」とき。よくあるのが、健康診断で異常を指摘された場合です。

「要精密検査」と検査結果の紙に書かれ、会社から病院に行きなさいと指示された経験がある方も少なくないと思います。この場合は、たとえ痛いところもかゆいところもなく、日常生活に困ることがなくても、病院に行くことになります（というか、行かなくてはならなくなります）。

具合が悪くないのに検査で異常を指摘されると、自分の身体の中でどんなことが起こっているのかわからず、かえって不安になるかもしれませんね。さらに、意を決して病院に行ったら医師に、「少し様子を見ましょうか」といわれたりすると、「少しってどのくらい？」「この検査の異常は放っておいていいの？」とさらに不安が増した、という経験をされた方もおられるかもしれません。検査のことについては、のちほど詳しくお話しします。

このように、「具合が悪い」場合だけが必ずしも「病気になる」ということではないんだという認識は、検査で異常を指摘された場合をどう考えるかということと、かなり関係があるようです。

健康志向が高まってきている現代では、がん検診等で早めに病気を探しにいくようになっていますから、なおさら「具合が悪くないのに病気である」という、ちぐはぐな状態が起きやすいですね。

では、「検査で異常」は「即、病気」なのでしょうか。

「血液検査で異常」は病気なのか？

会社や市区町村の検診を受けたことがあると思いますが、特に血液検査結果の紙を眺めると、ずらっと数値が並んでいます。高い場合は、数値の右に「H」、低い場合は「L」と表示されることが多いでしょう。コレステロールが高いとか貧血であるとか、医学知識がなくてもある程度、異常値の理由を解釈することができます。

また近年は、検査数値が何を意味しているのか、簡単な説明がついている検査結果報告書も増えています。

各検査項目には「基準値」というものが設けられており、その上限・下限を超えた場合が異常値ということになります。検査項目によっては、男女間で基準値が違ったりします。これは、筋肉量や循環血液量の違いなどによるものです。

検査結果を判断する上で、とても大事なことがあります。それは、「基準値＝正常値ではない」ということです。

基準値とは、健常とみなされた集団の95％の人が入る値ということで設定されているものであり、必ずしも基準値から外れているから異常だということではありません。裏を返せば、健常な人のうち、5％の人は異常と見なされるということを意味します。また、変動が少ない項目では、基準値に入っていても実は値が変動していて異常である場合もある、ということです。

このように、検査結果を判断する場合は、基準値はもちろん参考にはなりますが、同時に前回値との比較がとても大切になってきます。また、直前の食事、朝晩での日内変動がある検査項目、採血の方法や体位（横になった状態か、立ち上がった状態かなど）によって値が変わる項目など、いろいろありますから、採血したタイミングも考慮する必要があります。

いずれにしても、ひとつの、あるいは一度の検査項目のみで、正常か異常かを判断することはよくありません。もちろん、大きく基準値から逸れて明らかに何らかの病態を反映している場合もありますので、検査値に異常があったら病院に行き、精密検査を受けることは、とても大切です。

でも、すぐに病気だと考えるのは性急です。あくまでも、身体の中で何か異常な状態が起こっているかどうかを調べるための取っかかりくらいに考えておくとよいでしょう。血液検査や尿検査だけではなく、身体からのサイン（疲れやすさやだるさなどの不定愁訴を含めて）や、そのほかの検査所見を含め、慎重に検討する必要があります。

血液の算数？「血算」の重要性

血液検査について、もう少し詳しく説明しておきましょう。血液検査は、大きく4つに分類することができます。血算、生化学、凝固、免疫検査です。

血液は、主に血球と血漿《けっしょう》成分に大別されます。血球は赤血球、白血球、血小板の3種類の細胞に分けられます。白血球はさらにリンパ球、好中球、好酸球、好塩基球、単球の5種類があります。

白血球で最も多いのが、細菌をやっつけるための好中球で、その数は、血球の中で最も大きく変動します。血漿は液体成分ですが、ここには肝臓や腎臓で分泌された様々な代謝物質が含まれます。代謝には時間がかかるため、代謝物質は、数日〜数週間の単位でゆっくり値が変動することが多いです。

　4つの検査のうち唯一、血算という項目が、血球の数や形を見ている検査であり、ほかの検査は血漿成分中の代謝物質を調べています。

　血算は、代謝物質を見る検査に比べて身体の異常事態を鋭敏に反映する検査であり、採血したまさにそのときの身体の状態を示しています。また、何らかの病気があった場合、その患者さんの重症度も的確に示します。

　赤血球は酸素の運搬を、白血球は免疫機能を、血小板は止血の機能がありますから、これらの血球の数や形の著しい異常は、そのまま患者さんの生死につながるものです。

血球たち

◆赤血球

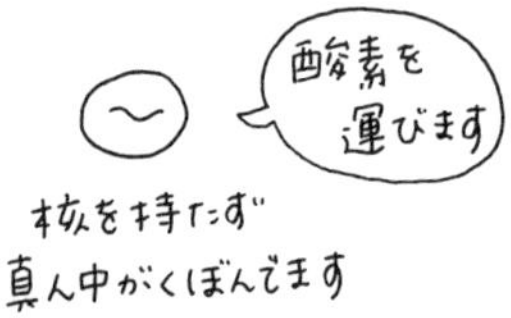
酸素を運びます
核を持たず
真ん中がくぼんでます

◆白血球のひとつ好中球

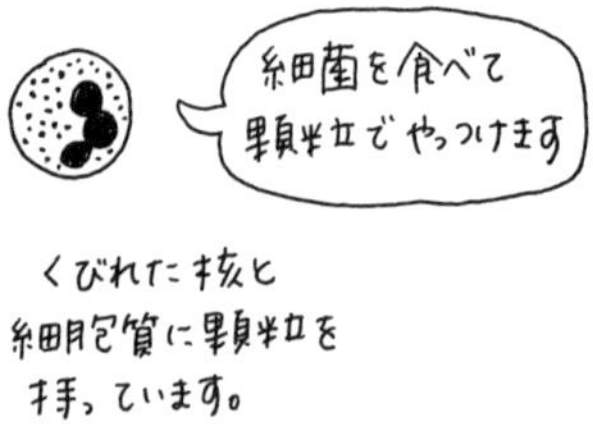
細菌を食べて顆粒でやっつけます
くびれた核と
細胞質に顆粒を
持っています。

◆血小板

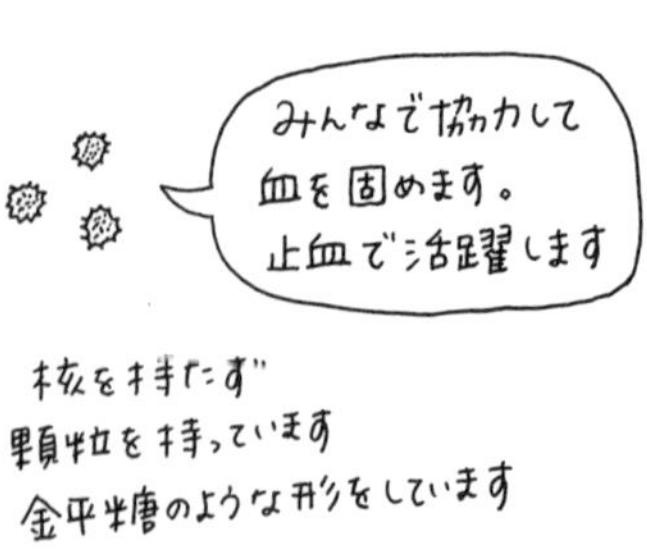
みんなで協力して
血を固めます。
止血で活躍します
核を持たず
顆粒を持っています
金平糖のような形をしています

重症の貧血（赤血球数やヘモグロビンという数値の低下）は、ショックや心不全を引き起こし、命にかかわります。白血球の増減は、感染症や白血病の重症度を示す大事な数値です。血小板の著しい減少は、重篤な脳出血などを引き起こします。

血算という項目に特に大きな異常がある場合は、きっと何らかの症状がすでにあることが多いと思うので、すぐに病院に行くことが大切です。

検査結果はどこまで信頼できるの？

病気のひとつのバロメーターとなる検査ですが、検査には限界がある、ということを忘れないことが大切です。完璧な検査、というのはこの世にはありません。おそらくみなさんが想像している以上に検査結果は正しくなく、自分自身が感じる体調のほうがずっと頼りになる病気のバロメーターです。

というと、大きな誤解を生んでしまいそうなので、少し詳しく説明します。ぜひ、このあとをじっくり読んでみてください。

検査の特性を測る指標に、感度、特異度というのがあります。

感度とは、その病気の患者さんが検査で陽性になる確率であり、特異度とは、健常な人が検査で陰性になる確率です。感度の高い検査は、偽陽性が多くなるのですが、確実に異常な人を拾い上げるには適切な検査といえますから、スクリーニング検査といって最初に行う検査（検診のようなものですね）に向いています。

一方、特異度の高い検査は偽陰性が多くなりますが、偽陽性は少なく、この検査で異常とされれば、かなりその病気が疑わしいということがわかりますので、確定診断をするための精密検査に適しているといえます。

新型コロナウイルスのパンデミックが起きてから、ＰＣＲ検査についてのニュースで感度や特異度という言葉を聞いた方も少なくないと思います。

このＰＣＲ検査は、感度がそれほど高くなく、特異度がかなり高いという特徴があります（感度は30～70％、特異度は99％といわれています）。つまり、確定診断に用いられる検査の特性を有していて、なるべく患者さんを多く見つけるというスクリーニング検査には実は向いていないのですね。さらに新型コロナウイルス感染症の場合は、潜伏期間が長いですから、陽性になるタイミングも遅く、スクリーニング検査として用いるには厳しいものがあります。

ところで、検査の感度と特異度は同時に高いことが望ましいわけですが、なかなか実際はそのようにはなりません。カットオフ値といって、数値で得られる検査の場合は、この値より大きければ（あるいは小さければ）異常としよう、という基準を決めて検査をします。その数値を甘めに設定すれば感度が上がり、特異度が下がり、厳しめに設定すると逆になります。

このように感度と特異度は損益の関係にあり、感度も特異度も同時に高くしていく、というのはなかなか大変です。いずれにしても、基準の設定の仕方次第で検査の解釈は大きく変わるのだ、ということを知っておくことは大切です。

では、検査の基準というのは、誰によって何をもとに設定されるのでしょうか。

検査の基準は、臨床医学の経験則や症例を集めた統計学的な研究を集めて、専門家の合意により設定されています。日本においては、日本臨床検査標準協議会という場がありますし、近年は世界的な共同研究もさかんになってきていますので、国際臨床化学連合（IFCC）といった機関において、国際的な基準が定められつつあります。

いずれにしても、検査はその目的や特徴によって、最適だと考えられる基準が個々に定められ、測定方法が改善されたり、疾患の特徴が新たに発見されたりすれば、その状況に応じて見直されます。また、近年、抗がん剤などは、その薬が効くかどうかを事前に確認するための検査法も同時に研究開発されることが多くなっています。こういった検査は、コンパニオン診断と呼ばれています。

コンパニオン診断が定められた抗がん剤は、検査を行わないと患者さんに使用することができません。高額な費用がかかり、副作用のリスクもある抗がん剤を効果のあるであろう患者さんに適切に使用するための方法です。近年は、創薬と検査法の開発と基準値の設定が同時に行われることも多くなっています。

さて、感度と特異度の話はとても大切なので、もう少し続けたいと思います。感度99%、特異度99%という非常に優れた検査があるとしましょう。この検査で陽性であれば、確実に「異常」といえるのかどうか。

実は、ここでもうひとつ重要なことを考慮しなければなりません。それが有病率です。検査前確率とも呼ばれますが、その病気の人が検査を行おうとしている集団の中でどのくらいいるのかという割合のことです。たとえば、有病率（検査前確率）1%といえば、100人に1人の割合で病気の人がいるということになります。この有病率が実は、検査の精度に大きな影響をおよぼすのです。

有病率1%の場合は、感度99%、特異度99%というとても優れた検査を行っても理論上、半数の人が偽陽性となります。つまり、検査で陽性となった人の半分が病気ではなかった、ということです。

新型コロナウイルス感染症においては、もっとPCR検査を行うべきだという意見がありますが、やみくもにどんどん行えばいいというものではない理由のひとつに、この有病率というのがあるのです。

PCR検査が陽性となると、ウイルスに感染していることが「確定」したと思いがちですし、実際に陽性になってしまえば、それが偽陽性であるかどうかは確かめようがありませんので、感染者として対応する必要が出てきます。しかし、有病率が低い状態で陽性になった場合は、ウイルス感染していないのにたまたま陽性となってしまった偽陽性の人が、少なからず出てくるということです。

有病率には、様々なことが関係します。新型コロナウイルス感染症のPCR検査において、検査をするかどうかの判定基準の中に発熱という症状が挙げられています。なぜでしょうか。これは、発熱がある人に検査を行うことによって、検査前確率を上げることができるからです。また、正しく検体が採取されているか、ということも、検査前確率を上げて正しい検査結果を得る上ではきわめて大切です。

新型コロナウイルス感染症では、咽頭ぬぐい液や唾液を採取します。どちらの材料においても、十分な量を採取しなければ正しい結果は得られません（検査前確率が下がります）。民間会社が、家庭でできる検査キットを発売したりしていますが、コロナウイルス感染症に限らず、このような検査キットでいちばん問題になるのが、検体採取の問題です。

このように、適切なタイミングで適切な量の検体が採取されているかどうかが、検査の精度に決定的な影響を与えるのです。

では、ＰＣＲ検査が仮に真に陽性であった場合、その人は、新型コロナウイルス感染症という「病気にかかっている」といえるのでしょうか。これもまた難しい問題であり、医師によって、その解釈や見解は割れるかもしれません。

教科書では、「感染」と「感染症」は別に定義づけられています。感染とは、病原体が体内に侵入、定着、増殖し、生体の反応が生じはじめた状態をいい、感染症とは何らかの症状が現れた状態をいいます。

ここでいう生体の「反応」とは、免疫担当細胞たちが病原体を排除しようとする動きを意味しますが、これはミクロの現象ですから、ある程度、反応が大きくならないと、外側からはっきり反応が起きているかはわかりませんし、症状として現れません。そうなると、ウイルスを吸い込んだばかりで、まだ、生体の反応がわずかで症状が出現していないタイミングは、「感染症」という病気にはなっていないと解釈することができます。

無症状の人は、身体は病原体に対して何も反応を起こしていないのかもしれません。人にうつす可能性があるということ（医学的には保菌者といったりしますが）と、病気であることは、厳密には異なるんだ、という主張が成り立ってきます。

もちろん、公衆衛生の観点からは、ＰＣＲ検査が（真の意味で）陽性となったら、身体の中にウイルスが存在していて誰かにうつす可能性があるわけですから、うつさないような感染対策を講じて、療養する必要があります。しかし、定義上、それが病気という状態であるかどうかというのは、けっこう判断が難しいのです。

ちょっと説明しすぎてややこしくなってきたかもしれませんが、大切なことは、検査には限界があり、検査をすればなんでも白黒はっきりするというものではないということを知っていることです。

医師は、個々の検査の特性を知って適切なタイミングで適切な検査を選択して行うべきですし、また、検査だけを頼りに病気を診断することはとても危ういことなのです。検査で異常だからといって、即、病気、ということなのではなく、様々な症状やいくつもの検査の結果を総合的に考えて慎重に診断していくことが理想です。

新型コロナウイルス感染症は、検査法や症状などを含めた臨床経過がわからない段階で、パンデミックになってしまいました。様々なことがわからず、検査法も治療法も確立されていない中、迅速な対応が求められる。本当に厄介な病気です。

具合が悪くなる前の病気？

ここまで検査についてあれこれ考察してきましたが、これだけ医学が進歩してくると、具合が悪くなって日常生活に支障をきたす、という病気っぽい状態よりももっと前に、身体の異変をとらえることができるようになります。それだけに、悩ましいことも逆に増えてきますね。病気について考えれば考えるほどわからなくなるのは、医学の進歩のせい、といってもいいかもしれません。

最初にいくつかの辞書や事典で病気という言葉について調べましたが、病気は歴史的、文化的、社会的な側面でその定義づけが変わります。

現代においては、気づかない段階での病気、日常生活に困らない無症状の段階での病気（この状態を「病気」と定義するべきなのかという議論は、今は脇に置いておきます）が発見できるようになりました。

また、感染症に関しても、症状が出るまでの不顕性《ふけんせい》感染と呼ばれる段階をとらえることができるようになってきました。

だから、医師に診察を受けた結果、「○○病ですと診断されることが病気になることと」という考え方は、リーズナブルなのではないかと思うのです。みなさんは、どうお考えでしょうか。

おしゃべり病理ノート 2

名か実か

「医者にいわれた時点で病気になる」という考え方は、唯名論の考え方に似ています。

唯名論とは中世の神学から生まれた思想で、フランシスコ会のウィリアム・オッカムが主張しました。「名称があってこそ、それが実在するのだ」という考え方であり、病名がつくことで病気になるのだ、という主張にぴったり当てはまります。

たしかに名指しできない、つまり名称がなかったり、わからなかったりすると、その物事を認識し、思考を進めていくことは難しいですよね。名称にこだわった唯名論は、言葉よりも前に存在が最初にあるんだという「普遍実在論」と、いわゆる普遍論争を繰り広げていきます。

その後、唯名論はスコラ学へと発展し、スクール（学派）も誕生していきます。物事の概念を学ぶ素地は、唯名論に用意されたといってもいいでしょう。医学をはじめとした様々な学問の歴史にも、深く関わります。

一方、中国思想において唯名論と少しだけ類似した考え方に、正名論があります。これは、孔子によって生まれた思想です。西洋で誕生した唯名論とはニュアンスや思想、そして時代も大きく異なりますが、名辞、すなわち名づけることを重要視する点において似ています。

診断されて病気になるという考え方は、正名論的でもあります。

お医者さんに「○○病です」と威厳たっぷりにいわれると、とても正しく思えますよね。具合の悪かった理由がわかって、安心感すら生まれるかもしれません。医者側としては、つねに正しい診断が求められているという状況は、正名論の「名実一致」や「君主の遣うべき正しい言葉」を目指している感がいっぱいです。

ただ、唯名論とか正名論だけで納得していいのだろうかと、普段病理診断を行っている中では疑問が生じてきます。診断のプロセスは、たしかに名づけることですが、ひとつの言葉に表すことで零れ落ちる大事なサインはないのでしょうか。私は、診断というのは、たくさんの情報を捨てることでもあると思うのです。

一度診断が下されてしまうと、ほかの情報がマスキングされてしまうという経験は、医師としてキャリアを積んでいくと必ず遭遇すると思います。一度これだと確信を持ってしまうと、それと矛盾する症状や検査所見が出てきても、自分に都合よく解釈してしまいがちです。治療がかなり進んでから、「まさか！」ということにもなりかねません。

私たち病理医も臨床医の見立ては参考にしますが、それに引きずられないように気をつけないといけません。臨床医の「この病気に決まっていますよね？」という圧に押しきられ、なんとなく「そうですね」としっくりこないまま病理診断してしまうと、あとで痛い目に遭います。

他人の正しいという思い込みにも、自分の能力の過信にも、注意が必要。正名論で突っ走るのは危ないなぁと思います。誰しも自分が君子のようだと天狗になっているときほど、落とし穴が待っているように思います。

ボスの松本先生が昔、病理専門医の試験に受かったばかりの私に投げかけてくれた「病理医は、臨床医から絶大な信頼を得てからが勝負だよ」という言葉が深く身に沁みます。

孔子の正名論における名実一致の「実」というのは、政治のことを指しますが、ここでは「名」が「病名」なら、「実」が「身体（の症状）」、名実一致することが「適切な治療」というふうに置き換えられると思います。

さきほど夏樹静子さんの腰痛の話を例に出しましたが、あの本を読んでいると、患者さんは名実が一致したと感じられる診断がほしいのだなと、しみじみ思います。自分の病名がわからないことは、深刻な診断を下されるより、ずっと不安ですよね。

やはり、患者さんのために正名論の王道を突き進み、名実が一致する病名を探し出すことが医者の使命なのでしょうか。「正名論バンザ〜イ！」で終わりたいとも思いましたが、やっぱりそんなことはないと思います。

最終的に正名論的なアプローチに向かうとしても、最初は惑って惑って、結論をなるべく先延ばしにするプロセスも大切だと思います。救命救急の医療現場でもなければ、可能な限り曖昧さの中に身を置きながら「実」をよく観察し、様々な言葉を当てはめる試みは繰り返すべきだと思うのです。

孔子の「正名」と対比的な思想として、荘子の「狂言」があります。狂言とは、安易に言葉にするな、言葉で表せないことにこそ本質がひそむというような思想ですが、狂言的な状態を最初にどのくらい作れるかは、診断において実はとても大切なんじゃないかと思います。

名づける前の「実」をありのまま感じることで、様々な問いを自らに興し、あらゆる可能性をそこに仮置きしたまま考察を進める。そんなふうに日々、診療ができたらと思います。

3.
「病気」と「病態」

ここまで、「病気をどうとらえるか」ということについて、いろいろと考察してきました。ここで、「病気」と「病態」という言葉の意味について確認しておきたいと思います。

「病気」という言葉は辞書によってもいろいろな角度で説明されていましたが、本書では、これ以降、病気とは「医師に診断をされること」、すなわち「病名をつけられること」と、ひとまず定義しておきたいと思います。

一方、「病態」とは、病的な状態を意味します。病気になる、あるいはなろうとしているときに、身体の中で何らかの反応が起き、異常な状態になっていることをいいます。

病気はさきほど病名をつけられることと定義しましたので、病気になる瞬間というのが一応あるわけですが、病態は健康から病気と診断されるまでの間の一連のプロセスを含むことになります。どんなふうに健康な状態から病気になっていくのかという流れを意味します。

医学的に病気を理解することは、病態を理解することと同義です。病態が進んでいく中で、身体の中で様々な細胞たちの反応があって、付随して症状というものが出現していきますし、検査は様々な細胞の反応による結果が反映されているからです。

次章では、「人体サプライチェーンの仕組み」と題して、まずは正常の身体の仕組みについて解説していきます。

あるひとつの病気にかかった場合でも、病態はひとつではありません。いくつもの病態が重なり合い、連鎖していきます。そんな複雑な病気の仕組みを理解する上で、まずは正常の身体の仕組みをある程度理解しておくことが不可欠です。では、少しずつ進めていきましょう。

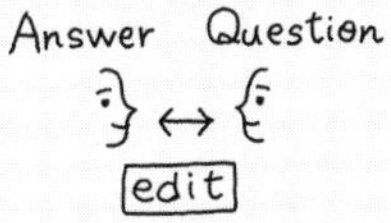

病態編集稽古 1 バナナの病理診断

年に数回、東京や大阪の私立の中高一貫校を中心に、病理診断体験セミナーを開催しています。医療に興味のある生徒さんに集まってもらって、実際の大腸腫瘍を顕微鏡で観察して、病理診断を体験してもらいます。

事前に病理医の仕事や病理診断について少し調べてきてもらうのですが、医学についての知識がほとんどない生徒さんにとって、レクチャーも実際の病理診断ワークも超難解です。その難しさを少しでも和らげるために、身の回りのものを使った準備運動的な診断ワークをやっています。そのひとつが「バナナの病理診断」です。みなさんにも、ここで少し考えていただこうと思っています。

さきほど、「くしゃみを何回したら病気かもしれないと思うか」という話をしましたが、病気の定義づけにおいて、そのすべてを数値に表せるも

バナナと身体の病理診断

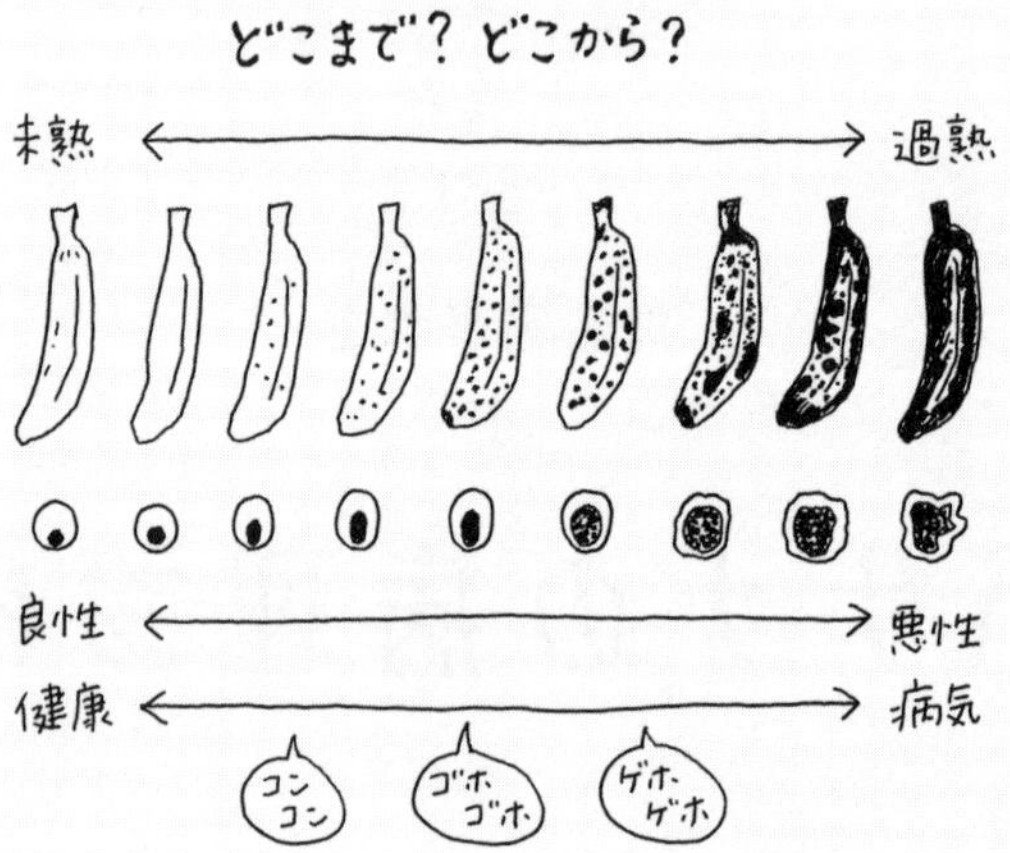

のではありません。

ある程度、その病気の基準というものが定められてはいますが、医師はその基準を念頭に置きつつも目の前の患者さんの症状や身体所見から、「このくらいの証拠がそろえば、○○病としよう」と、経験に基づいて主観的に判断しています。

私たち病理医も、顕微鏡で観察した細胞たちの形から、「これは良性腫瘍にしよう」「いやいや、これはすでにがんのレベルだな」というように、やはり今までの経験をもとに病理診断しています。

大腸の腫瘍は、正常から良性のポリープ（「腺《せん》腫《しゅ》」といいます）を経て、悪性腫瘍（がん）に進行する「多段階発がん」というプロセスでがん化することが多いのですが、病理診断ワークでは、「正常・腺腫・がん」の3段階をしっかり分けてもらうことに挑戦してもらいます。信号機でいえば、

「青・黄・赤」に分類してくださいということです。

しかし、実際の病変は、信号機のように明確な色分けが簡単にできるようなものではありません。形の異常の程度はグラデーションのようになっているので、様々な形の異常を吟味した上で、分類することが必要になってきます。そのプレワークとして、バナナを分類してもらいます。

バナナもいきなり熟したり、腐ったりするわけではなく、シュガースポットと呼ばれる黒い斑点が出現し、全体の皮の色も緑から黄色へと変化していきますし、柔らかさも変化していきます。この連続性のある変化を、「若すぎて食べられない→熟して食べごろ→腐って食べられない」の3段階に分類するには、どうしたらいいでしょうか。

分類するということが診断をする、ということであり、病名をつけるということなのですが、分類のきわどい部分、境界の部分付近のものを診断する際、どうやって定義づけするとよさそうでしょうか。少し考えてみてくださいね。

II

人体サプライチェーンの仕組み

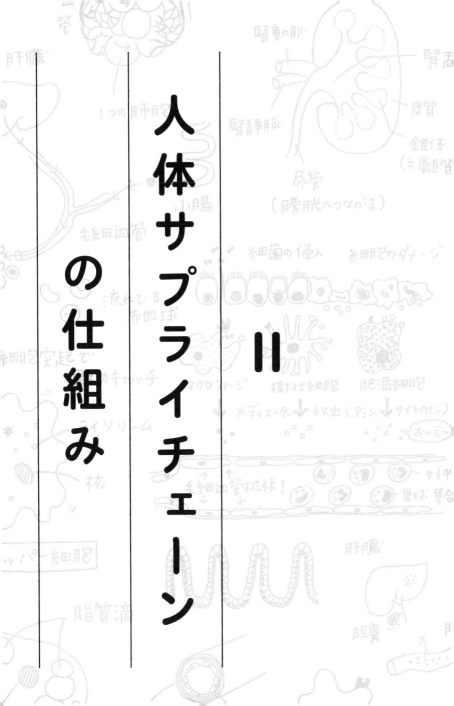

0. つながり、つらなる人体の仕組み

物流の流れと身体の仕組み

ここまで、「病気とはいったいどんな状態なのか？」ということを、しつこいくらいに一緒に考えていただきました。いよいよ病気全般を医学的に説明していきたいのですが、いざ病気を説明しようと思うと、ものすごーく難しいんですよね……。

この本を手に取ってくださったみなさんの中で、医療従事者の方はそれほど多くないでしょう。今まで正常の身体の構造や仕組みについて学んだことは、あまりないのではないかと思います。しかし、正常な状態を理解していないと、そこから逸脱した「病態」を理解することは、難しいですよね。

私が病理医1年生のとき、いざ病理診断をしようと思ったら、病気の診断の前にその臓器の正常な構

造についての理解が不十分で、勉強し直す必要があったことを思い出しました。医学部を卒業した私がそんな状態でしたから、一般のみなさんがいきなり「病態」を理解することは、至難の業です。

病態は複雑であり、病気といっても、がんや感染症、循環障害など、たくさんの種類がありますから、それを押し並べて全部説明したら専門書になってしまいますし、難しすぎてちんぷんかんぷんになってしまうでしょう。

病気全般を1冊で説明する本という企画自体が、無謀だったような気がしてきました……。でも、ここであきらめては、師匠松岡正剛さんに顔向けできない。応援してくれているボスの松本先生や、学生の頃からかわいがってくださっている児島院長先生にも申し訳ないなぁ。うん、ここは何か思いっきり工夫することで、一般のみなさんにも「病気ってこういうものなんだ」っていうことを、理解していただかなければ!

ここで、ふと思いついたのがメタファーです。何か難しいことを身近なことにたとえて説明してもらうとすんなり理解できることが、今までにたくさんあったことを思い出しました。もしかしたら、身体の仕組みや病気についても、何かにたとえて説明していけば、なんとかなるかもしれません。冒頭でお話しした「見立ての方法」です。

「何に、たとえられるだろう？」と考えていたら、社会の仕組み、特に物流の流れが、身体の仕組みととても似ていることに気がつきました。

ということで、ちょっとチャレンジになりますが、II章は「人体サプライチェーンの仕組み」と題して、物流の流れを例にとりながら、まずは正常な身体の仕組みについて解説してみようと思います。サプライチェーン自体も、あとで少し詳しく説明します。

玉ねぎのような階層構造

まず、身体における「物流の流れ」を見ていく前に、人体の構造の基本形について、言葉の意味を含めていくつか説明しておきましょう。

人体は、約37兆個の細胞で構成されているといわれています。1個の受精卵は、3kgの赤ちゃんになるまでの約9ヶ月間に分裂を繰り返し、様々な機能と形態を有する細胞に「分化」していきます。

細胞を起点にすると、人体は「細胞→組織→臓器→器官」という階層構造になって

人体の階層構造

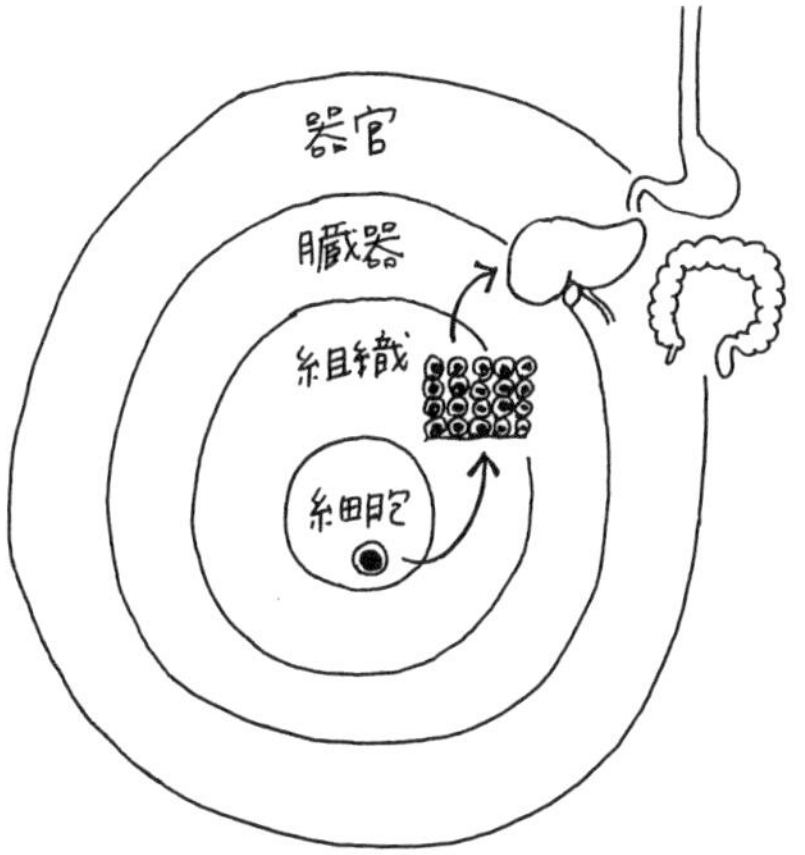

います。様々な「細胞」が組み合わさり、独自の「組織」構造を形成し、それが集まって「臓器」を作ります。また、臓器同士が連結し、ひとつの機能を有する「器官」が作られています。

社会も同じですよね。様々な人が集まって、学校や会社といった組織ができ、それらが組み合わさって町ができます。町がいくつも集まって都市は構成されていますし、県庁所在地を中心としたいくつもの都市から各都道府県ができて、日本という国が成り立っています。

消化管という「器官」を例に、身体の構造をもう少し見ていきましょう。

消化管は口から肛門までつながっていて、食物を摂取して栄養分を吸収し、残りを便として排泄するという機能を有しています。

また、消化管は口からはじまり、咽頭、食道、胃、

消化管臓器

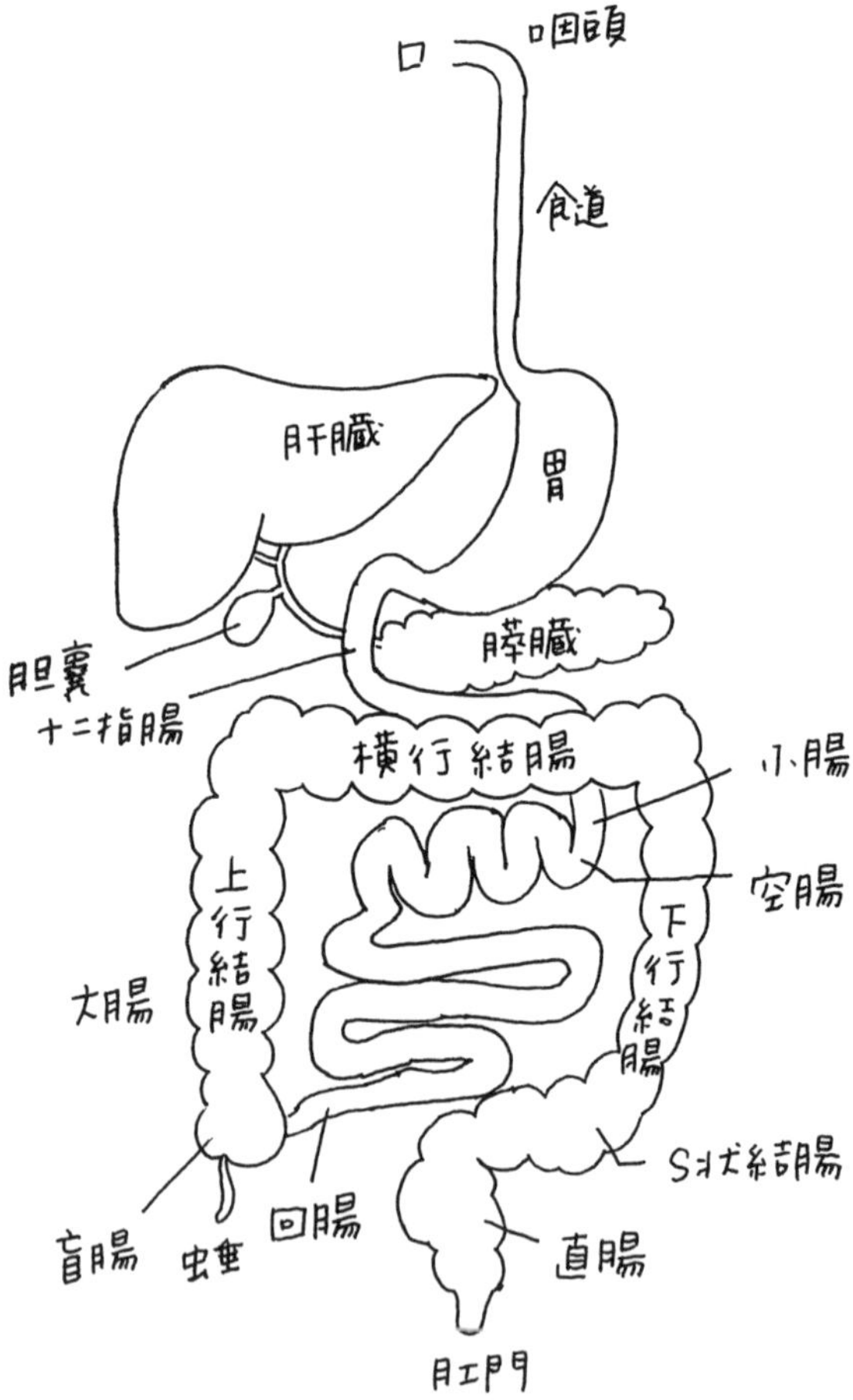

十二指腸、小腸（空腸→回腸）、大腸（盲腸→上行結腸→横行結腸→下行結腸→S状結腸→直腸）、そして肛門まで、いくつもの「臓器」が連結して構成されています。

十二指腸には胆汁と膵液が混じり合って流れ込むファーター乳頭という入口があり、肝臓で作られた胆汁は一部胆嚢で溜められ、胆管を経由して十二指腸に流れます。また、膵臓で作られた膵液も膵管を経由してファーター乳頭から分泌していますので、肝臓、胆嚢、膵臓といった臓器も消化管の仲間であるといえます。

さらに、ミクロの世界に入っていきましょう。

各臓器は粘膜や筋肉、血管、それらをまとめる支持組織（「間質」ともいいます）という

消化管組織と細胞

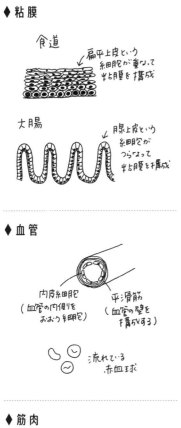

◆粘膜

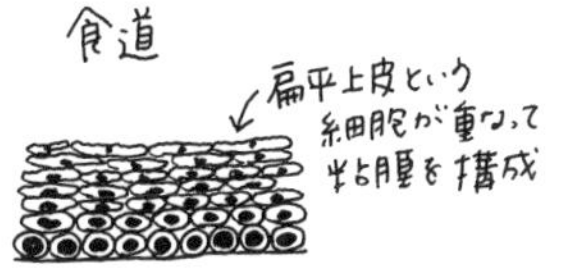

◆血管

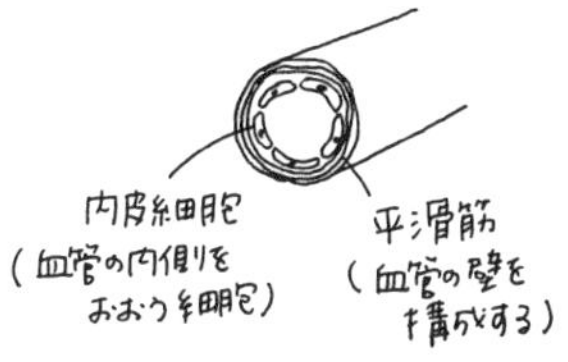

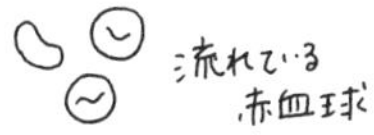

◆筋肉

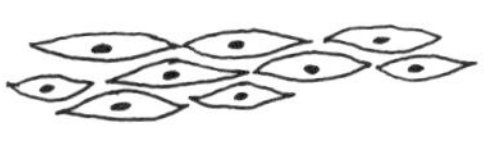

「組織」で構成されています。そして、各組織は種々の「細胞」からできています。細胞は、その働きによって形が異なります。

このように、人体は「器官→臓器→組織→細胞」という玉ねぎのような階層構造になっています。逆からいえば、一つひとつの細胞同士が協調しながら構造的に組み上がっているのが、人体なのです。

人体という社会・人体のような社会

私は毎日、顕微鏡をのぞいて様々な組織を観察しますが、「細胞も社会を作っているんだなぁ、がんばっているなぁ」といつも思います。時々、「すごいね！」とか「がんばれー！」とか顕微鏡越しに細胞に声をかけたりする、変な人になります。

様々な細胞がそれぞれの役割を担って組織構造を形成していく様子は、社会構造そのものです。というよりもわれわれ人間は、自分の身体の仕組みを無意識に参考にして、社会を作っているのかもしれません。

社会と身体は、仕組みがとても似ているのです。必要な情報と物が適切なタイミングでやりとりされることで、個々の細胞は活発に働くことができるようになりますし、そのおかげで個々の組織も最大限の力を発揮できます。一方で、何かひとつのモノの流れが悪くなっただけで、連鎖的にほかの働きにも影響が出たり、不適切な情報の発信によって、モノの流れが滞ったり異常をきたしたりします。

新型コロナウイルス感染症は、突如、重症化するという怖い側面があります。感染症のところでまた詳しく説明したいと思いますが、重症化したときには、身体の中では様々な病態が悪いほうに連鎖していきます。

たとえば、肺炎によって呼吸状態が悪くなると、全身の血液の循環も変わり、各臓器の働きにも影響が出ます。なんとか代償できていればいいのですが、ひとたびそれがうまくいかなくなると、連鎖的に病態が重なり、広がっていきます。

社会も同様です。新型コロナウイルスのパンデミックにおける様々な社会現象を思い出してください。マスクだけではなく、一時的にトイレットペーパーも店舗からなくなる事態がありましたが、「マスクだけじゃなくて、どうやらトイレットペーパーも品薄になるらしいぞ！」という不適切な情報の発信によって、多くの人がトイレットペーパーを買い占めたことが原因です。

慢性的なマスク不足も、世界的なマスクの需要と供給のアンバランスが原因です。

コロナウイルスによって人や物の流れが停滞したり、不確かな情報が飛び交ったりすることで、社会経済に甚大な影響が出ています。機能不全という言葉は、人体にも社会にも使われますが、新陳代謝の著しい低下は個人と社会、いずれにおいても組織の崩壊をもたらします。

こういった有事の事態では、組織の強みと弱みが平時よりもずっと際立つものだなと見ています。自分の身体も社会の様々な組織も、具合が悪くなってはじめてその働きや役割を痛感する、ということがありますね。

一方で、どんな環境においても自在に適応できる柔らかな対応力を持っている人や組織は強いですね。人間も社会も、瀬戸際に立たないと意識できないことが、たくさんあると思います。

少し話が逸れてしまいましたが、本章のねらいは、社会の物流の仕組みと照らし合わせながら、人体の仕組みをひもとくことです。健康と病気の状態を比較しながら考えていけば、身体についても社会についてもその働きが今まで以上に見えてくることを期待して、話を進めていきます。

1. 人体のサプライチェーン

サプライチェーンとは?

身体の仕組みに入る前に、サプライチェーンとは何かをごく簡単に説明しておきましょう。

サプライチェーンとは、生産者から消費者に届くまでのモノの流れ、すなわち「物流」です。様々な表現がされますが、①調達（原材料の生産や確保）から始まり、②生産（製造工場などでの原材料加工）、③物流（配送センターでの保管や車輌による配送など）、そして④販売（店舗から消費者へ）へと向かいます。

モノ自体は加工されながら、生産者から消費者へとどんどん流れていきますが、一方で、情報はモノとは逆の向きに流れていきます。モノの生産や消費のスピードといった情報は、つねに逆方向にフィードバックされるのです。

サプライチェーン

1：調達

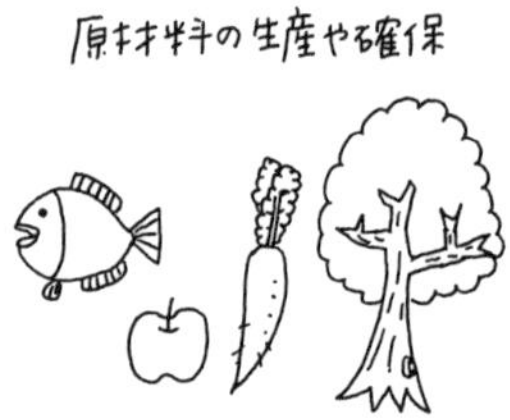
原材料の生産や確保
青森

2：生産

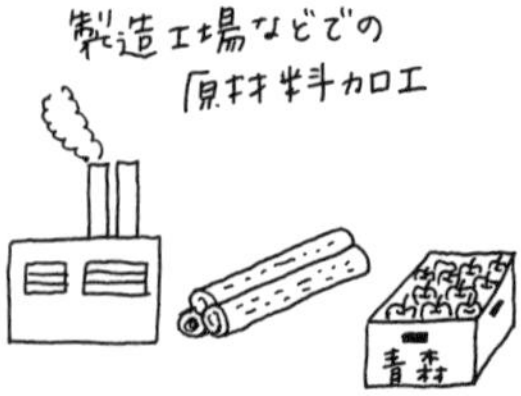
製造工場などでの
原材料加工

3：物流

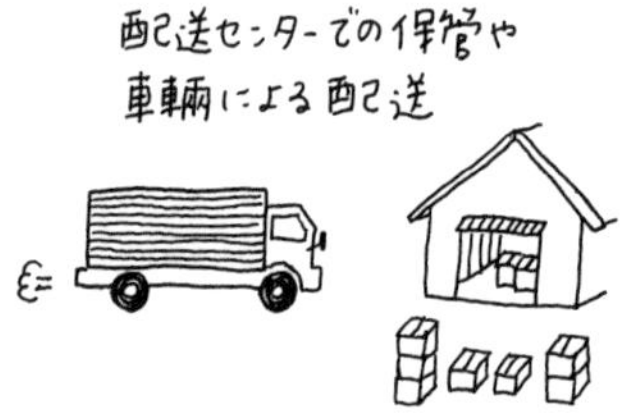
配送センターでの保管や
車輛による配送

4：販売

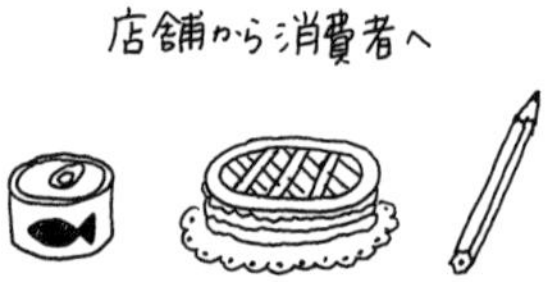
店舗から消費者へ

「あ、今、たくさん消費されているから、もう少し生産スピードを上げよう！」というように、情報がつねに逆方向からやってくることによって、物流はつねに調整されています。これは、「サプライチェーン・マネジメント（SCM）」と呼ばれています。

　人体も同じ仕組みで動いていますので、いよいよ次からこのサプライチェーンのモノの流れに沿って、人体の仕組みを眺めてみることにしましょう。

人体サプライチェーンは
「代謝」という

代謝のふたつの流れ「異化」と「同化」

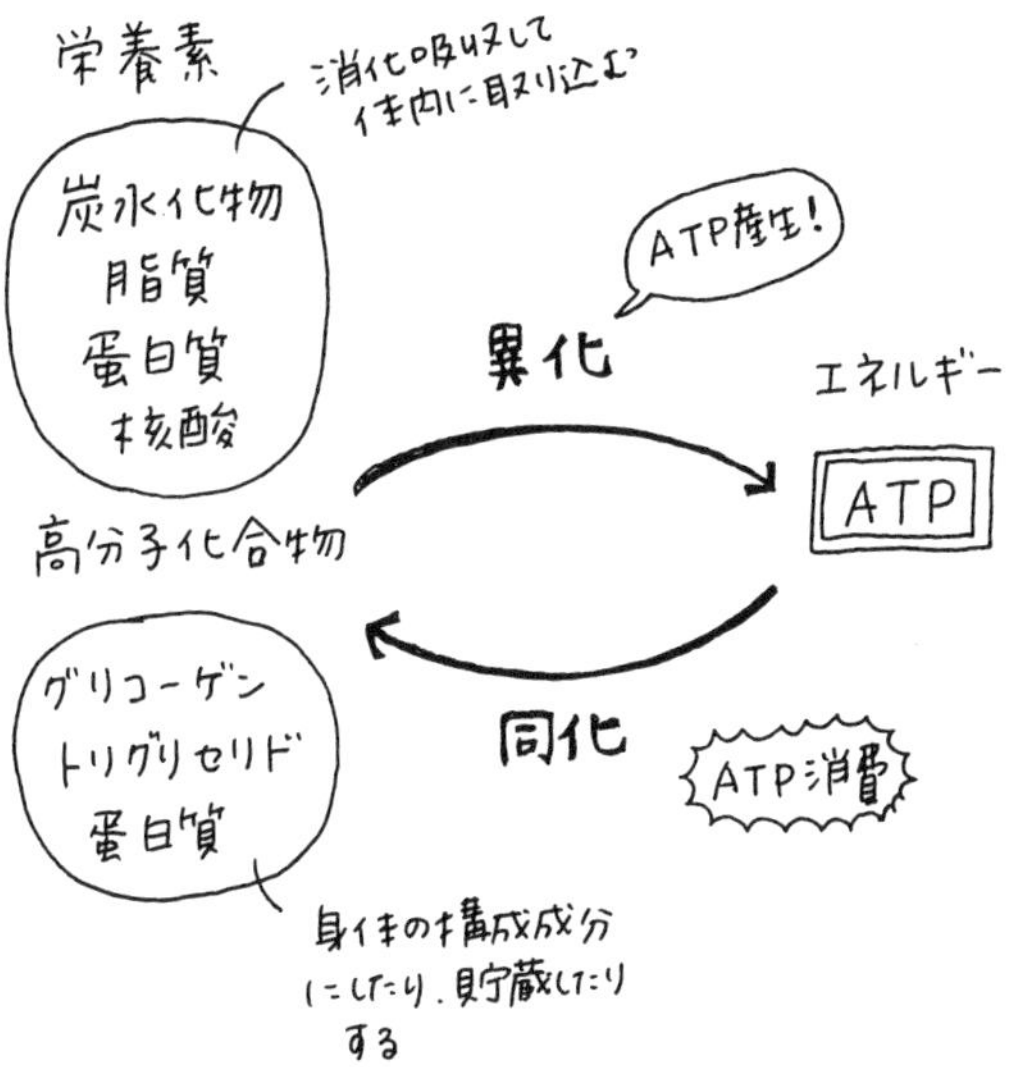

人体サプライチェーンは、医学の教科書では「代謝」と説明されています。さきほど、「新陳代謝」という言葉が登場しましたが、その「代謝」です。

生体は、自身の生命活動を維持するために必要な物質を外界から摂取し、化学反応によって生命活動として使える分子に変化させ、それを利用したり貯蔵したり、不要な物質を排出したりしています。

生体内に取り込んだ物質が化学的に変化することを、代謝といいます。「代謝が上がる」とは、物流の流れがさかんになることで、代謝が下がるとか落ちるというのは、物流の流れが停滞して元気ではなくなることです。

代謝には、ふたつの流れがあります。

人体サプライチェーン

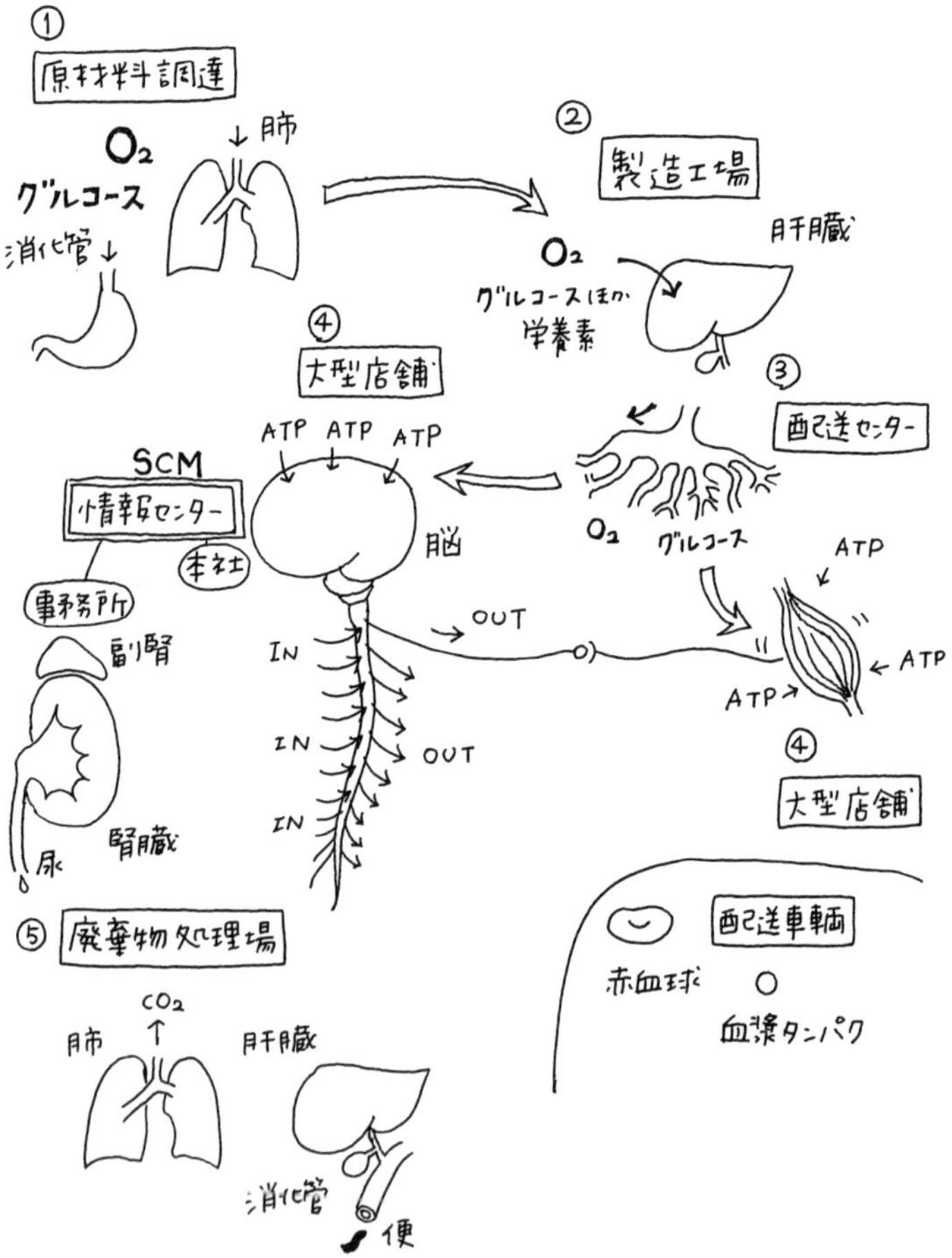
①
原材料調達
O₂
グルコース
↓肺
消化管↓
②
製造工場
O₂
グルコースほか
栄養素
肝臓
③
配送センター
O₂
グルコース
④
大型店舗
ATP ATP ATP
脳
SCM
情報センター
本社
事務所
副腎
腎臓
尿
IN
IN
IN
OUT
OUT
ATP
ATP
ATP
④
大型店舗
配送車輌
赤血球
血漿タンパク
⑤
廃棄物処理場
CO₂
肺
肝臓
消化管
便

栄養素などの高分子の化合物を分解して、主にアデノシン三リン酸（ＡＴＰ）をはじめとしたエネルギーを産生する反応の「異化《いか》」と、ＡＴＰを使って生体に必要な物質を新たに合成する反応の「同化《どうか》」です。

本書では、特にエネルギーを産生する反応である「異化」を中心に見ていくことにします。社会におけるサプライチェーンといっても様々あるように、人体においてもやりとりされる物質は様々です。

それでは、ライフラインにあたるエネルギーの産生と供給を中心にモノの流れを見ていきましょう。その前に、まずここで「人体サプライチェーン」の全体像を図で示しておきます。

ＡＴＰは人体の代表的なエネルギー

ＡＴＰとは、何でしょうか。

私たちは、様々なことを考察し、それを表現するために話したり書いたりどこかに出かけたりといった行動をします。シンプルにいうと、頭と身体を動かす、ということ

ATPの構造

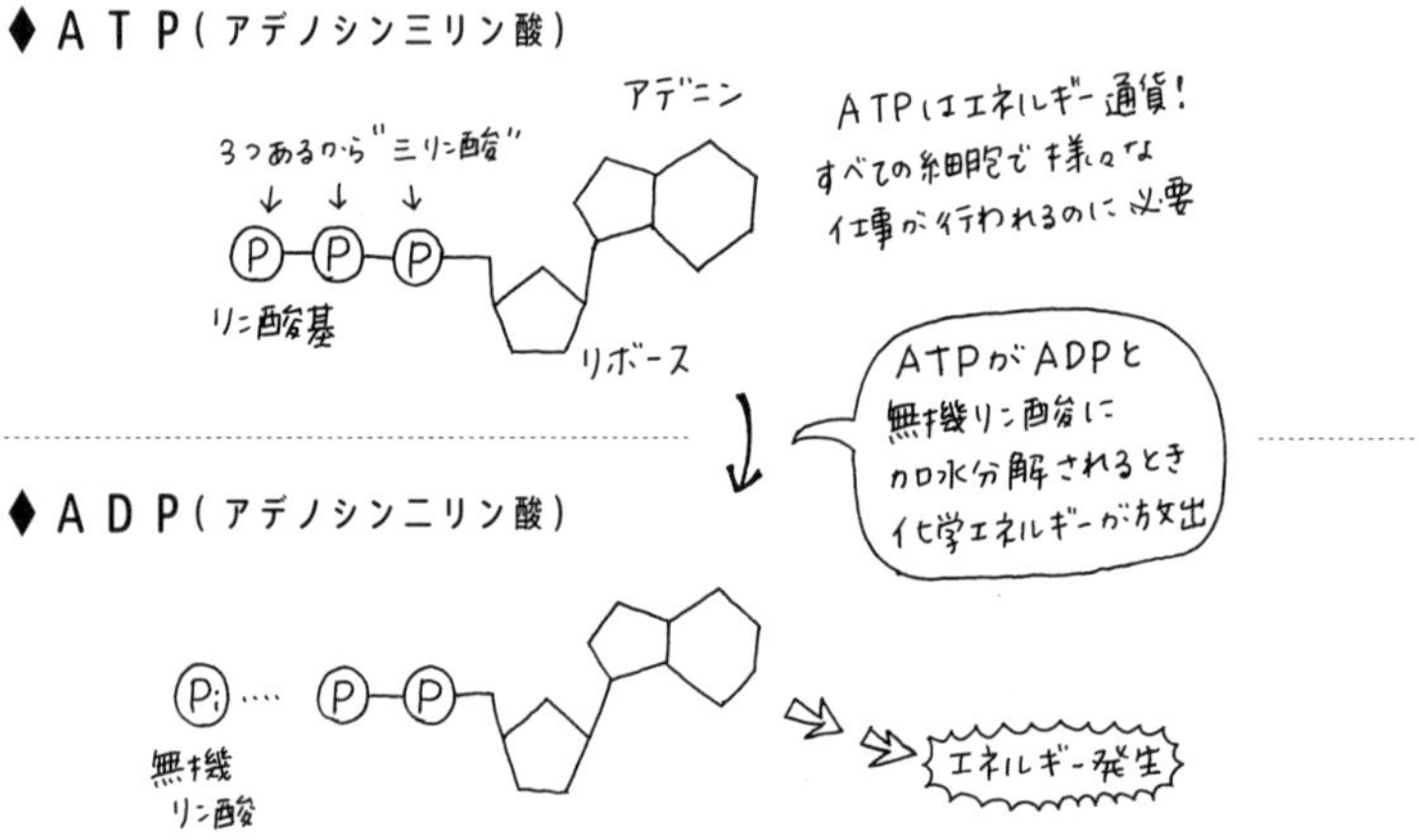
◆ATP(アデノシン三リン酸)
アデニン
3つあるから"三リン酸"
P P P
リン酸基
リボース
ATPはエネルギー通貨! すべての細胞で様々な仕事が行われるのに必要
ATPがADPと無機リン酸に加水分解されるとき化学エネルギーが放出
◆ADP(アデノシン二リン酸)
Pi
P P
無機リン酸
エネルギー発生

とですが、そのためには、エネルギーが必要です。社会も同様ですね。社会活動が円滑に行われるためには、エネルギーの適切な供給が不可欠です。

社会において活用するエネルギーは、主に電力やガスになるでしょうか。一方、人体のエネルギーの代表的なものが、ATPです。

細胞が働くためにはエネルギーが必要なのですが、人体では電力やガスではなくATPが使われます。細胞はそれぞれ形態も機能も異なりますが、使えるエネルギーは、ATPです。そして、さきほど説明した「異化」という物質代謝によって、ATPが産生されています。

2.
原材料調達の場、肺と消化管

ATPの原材料は酸素とグルコース

それでは、サプライチェーンのスタートです。原材料の生産や確保からはじめていきましょう。

細胞のエネルギー源となるATPの原材料は、何でしょうか。ひとつは酸素、そしてもうひとつは、グルコースをはじめとした栄養素になります。

グルコースとは、炭水化物（糖質）が分解されることで作られるブドウ糖のことです。厳密にいうと、酸素がなくてもATPは作れるのですが、だいぶ効率が悪いので、身体の需要に見合ったATPを作るには、どうしても酸素が必要です。

酸素は肺から、栄養素は消化管から調達します。人体サプライチェーンのスタートにあたる原材料調達の役割を担う臓器（器官）は、肺と消化管なのです。

肺の構造

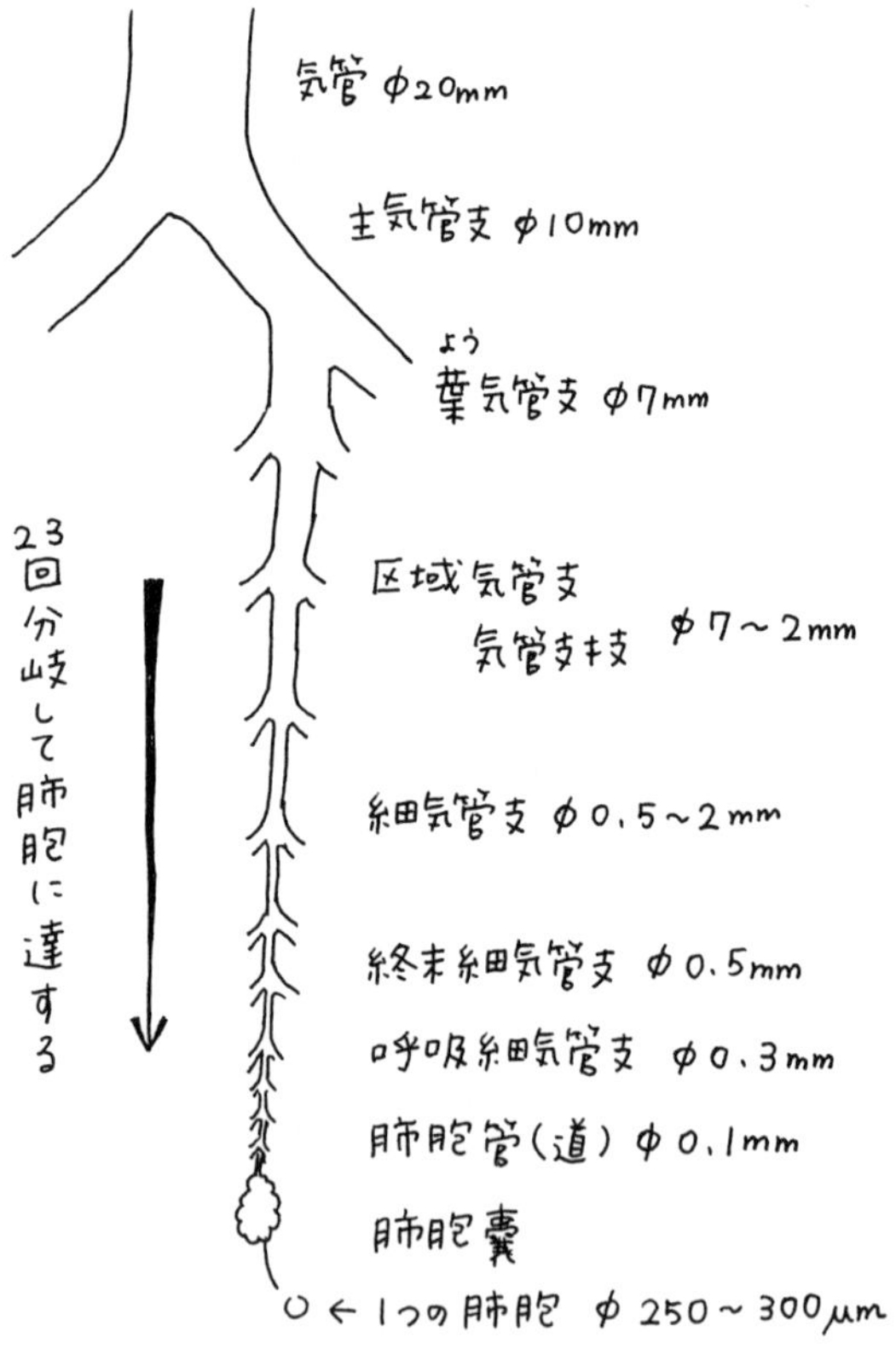

気管は何度も分岐して3～5億個の肺胞に

肺胞

◆肺胞たちと毛細血管の関係

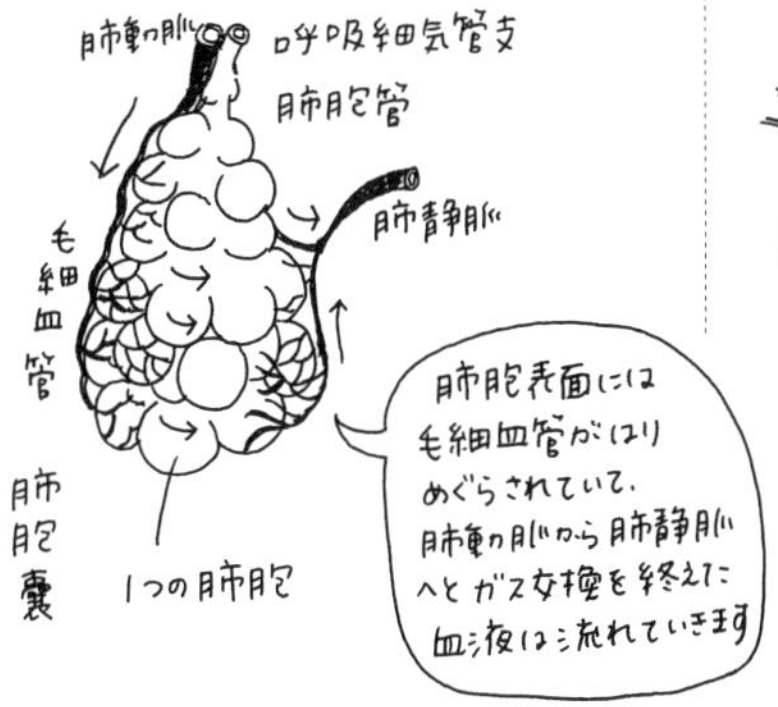

◆ひとつの肺胞にぐっと近づいてみると……

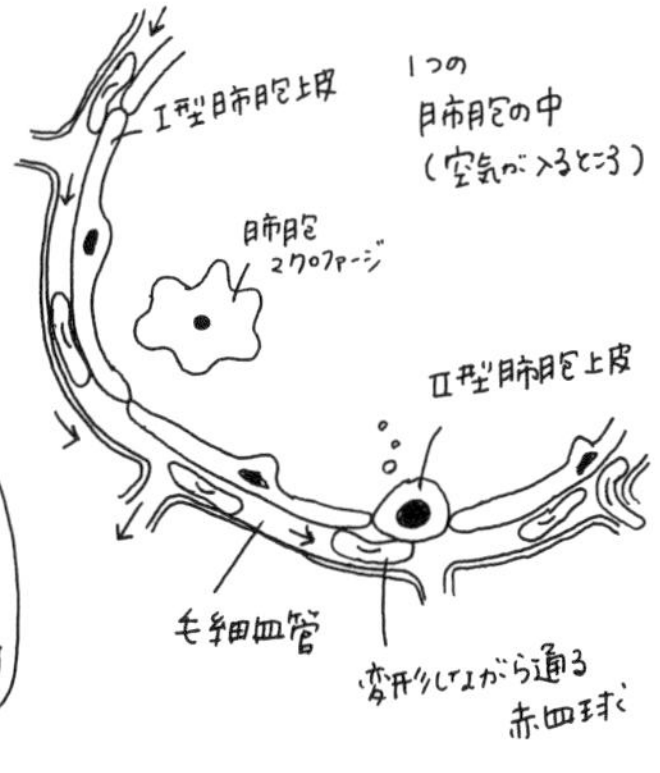

まず、酸素の調達から見ていきましょう。

口から吸った空気は気管を経由し、左右の気管支に分かれ、両肺に流れ込みます。気管支は細《さい》気管支、終末細気管支、呼吸細気管支、肺胞道と細かく何度も分岐していき、直径250〜300㎛（マイクロメートル）ほどのミクロのぶどうの房のような肺胞に達します。

肺胞の数は、両肺で3億〜5億個にも及ぶといわれています。息を吸うと胸腔がふくらみますが、その際、何億もの肺胞がいっせいに風船のようにふくらんでいるのです。肺胞の壁は、超薄でとても繊細です。肺胞上皮と呼ばれる微細な細胞と、赤血球がようやく1個通れるくらいの毛細血管によって作られています。

肺胞上皮には、I型とII型があります。I型肺胞上皮が大半を占めますが、この細胞が肺胞の壁

ガス交換

◆肺胞の壁の拡大図

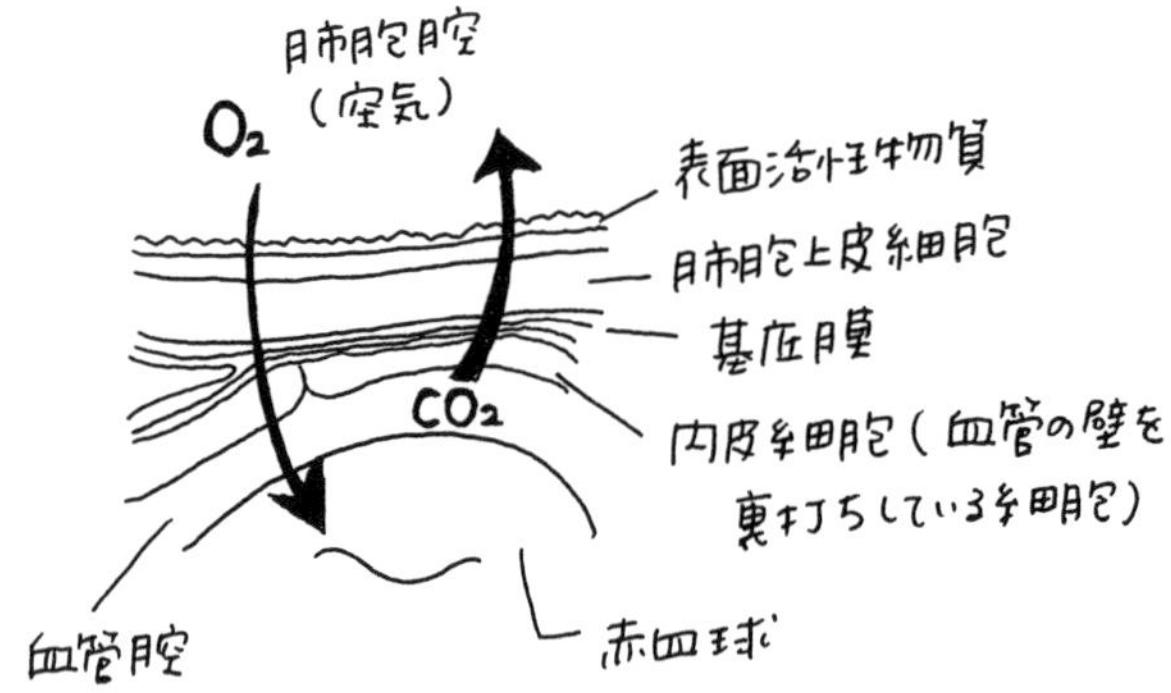

を形作っています。一方、Ⅱ型肺胞上皮は、表面活性物質を肺胞の中に分泌しています。この物質によって肺胞の表面張力が減少し、ミクロの大きさの肺胞がぺたっと虚脱せず、吸気で楽に肺胞がふくらむようになります。

　取り込まれた空気は、Ⅰ型肺胞上皮の細胞質の中に拡散していき、毛細血管を通る血液と出会います。毛細血管には、やはり毛細血管を構成する内皮細胞という細胞が存在していますが、酸素はこの血管内皮細胞と肺胞上皮細胞を通過して、赤血球に取り込まれ、代わりに二酸化炭素が排出されています。

　赤血球は、ヘモグロビンという鉄を含む蛋白質《たんぱく》を持っていますが、ヘモグロビン1分子は酸素4分子と結合することができます。酸素の取り込みの効率は、換気と血流のバランスによって決まっています。

よって、適切な量の空気と赤血球が出会うことが大事になってきます。たとえば、運動でたくさん酸素が必要になると血流が速くなりますが、同時に呼吸も速くなり、つねに効率よく、必要な量の酸素を体内に取り込むように調整されています。素晴らしいサプライチェーン・マネジメントです！

栄養素の調達は、消化管システムから

では、消化管はどのように栄養素を調達するのでしょうか。

酸素だけを相手にしている肺と異なり、消化管は様々な形の食物から栄養素を調達する必要があります。栄養素も炭水化物、脂質、蛋白質、核酸、ビタミンや微量元素などがあり、それらが様々な比率で食物に含まれています。多様な食物から、臨機応変に栄養素を取り出す仕組みが必要になるのです。

消化管の働きとして、蠕動《ぜんどう》運動と消化液の分泌および吸収があります。

蠕動運動は、消化管の壁を構成している平滑筋という筋肉が協調しながら動くこと

によって、食べ物を口から肛門へと送り出す動きです。蠕動が激しすぎると下痢になりますし、消化管の動きが鈍ると便秘になり、全く動かなくなるとイレウスという状態になります。そういったことにならないように、サプライチェーン・マネジメントが働き、食べ物の場所は張りめぐらされた神経によってつねに感知され、腸管の動きが調整されているのです。

このように、臓器同士が連絡を取り合いながら、食べ物は胃から小腸、小腸から大腸へと各臓器に適切な時間滞在し、徐々に肛門へと運ばれていきます。素晴らしい分業システムです。

消化液には唾液、胃液、胆汁、膵液、腸液があります。口の中ですりつぶされた食べ物は、消化液と混ざりながら各々の栄養素に分解されていきます。

消化液には、それぞれ得意分野があります。唾液は主に炭水化物、胃液は蛋白質、胆汁や膵液は脂質を分解していきます。食べ物が小腸にたどりつく頃には、粘膜細胞から容易に吸収できるくらいの低分子に変化しています。

ちなみに、1日に分泌される消化液の総量は、約7ℓといわれています。1日2ℓ程度、別に水分を摂取することを考慮すると約9ℓの水分が小腸と大腸で再吸収され、便に含まれる水分量は100～200㎖にとどまります。ですから、下痢や嘔吐のあ

食べ物の滞在時間

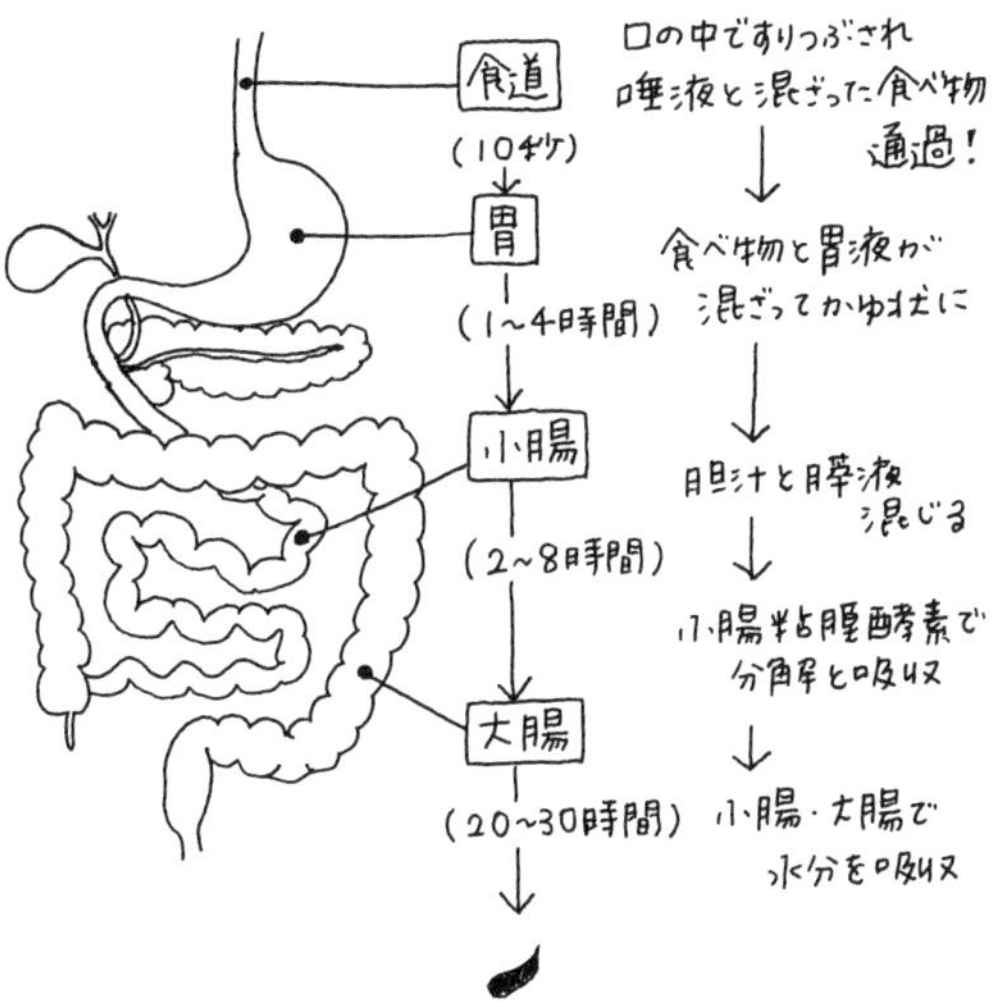
食道
(10秒)
胃
(1～4時間)
小腸
(2～8時間)
大腸
(20～30時間)
口の中ですりつぶされ唾液と混ざった食べ物通過!
食べ物と胃液が混ざってかゆ状に
胆汁と膵液混じる
小腸粘膜酵素で分解と吸収
小腸・大腸で水分を吸収

とは、脱水症状に陥りやすいのです。

脱水症状は、細胞のあらゆる機能に甚大な影響を及ぼし、死に至ることもあります。熱中症で亡くなる方は、高度の脱水が原因であることがほとんどです。熱中症をはじめ、下痢や嘔吐の場合も、水以外にナトリウムやカリウムといった電解質も失われていることが多いので、ポカリスエットのような電解質入りの飲料水をしっかり摂取することが大切です。

さて、ここまで原材料としての酸素と栄養素の調達について説明してきました。酸素と栄養素の調達における大きな違いについて、最後にふれておきます。

酸素は、すぐにATPの産生に消費されてしまい、身体の中に長く保存することはできません。息を止めることはできますが、すぐに苦しくなりますよね。

一方、栄養素はものによってですが、余剰に取り込んだものを別の分子に変えて（「同化」です）、細胞の中に貯蔵しておくことができます。酸素を取り込むための呼吸はかたときも止めることはできませんが、栄養素は1日の中で数回に分けて摂取すればいいですし、断食も少しの時間であれば可能です。

自家発電する細胞たち

このように、酸素と低分子となった栄養素は、それぞれ肺胞と小腸粘膜から取り込まれ、いずれも血液やリンパ液に乗って、身体中に運ばれます。栄養素のほうは、このあとお話しする人体最大の製造工場である肝臓に送られるものも多いのですが、産地直送ルートもあり、すぐに全身のあらゆる細胞に取り込まれ、ATPに変えられていきます。

そうなのです！　全身の細胞たちは、各々、様々な段階の人体サプライチェーンに貢献しますが、そのエネルギーは、きちんと自分自身で産生し、自分自身の活動に使

自家発電しつつ働く細胞たち

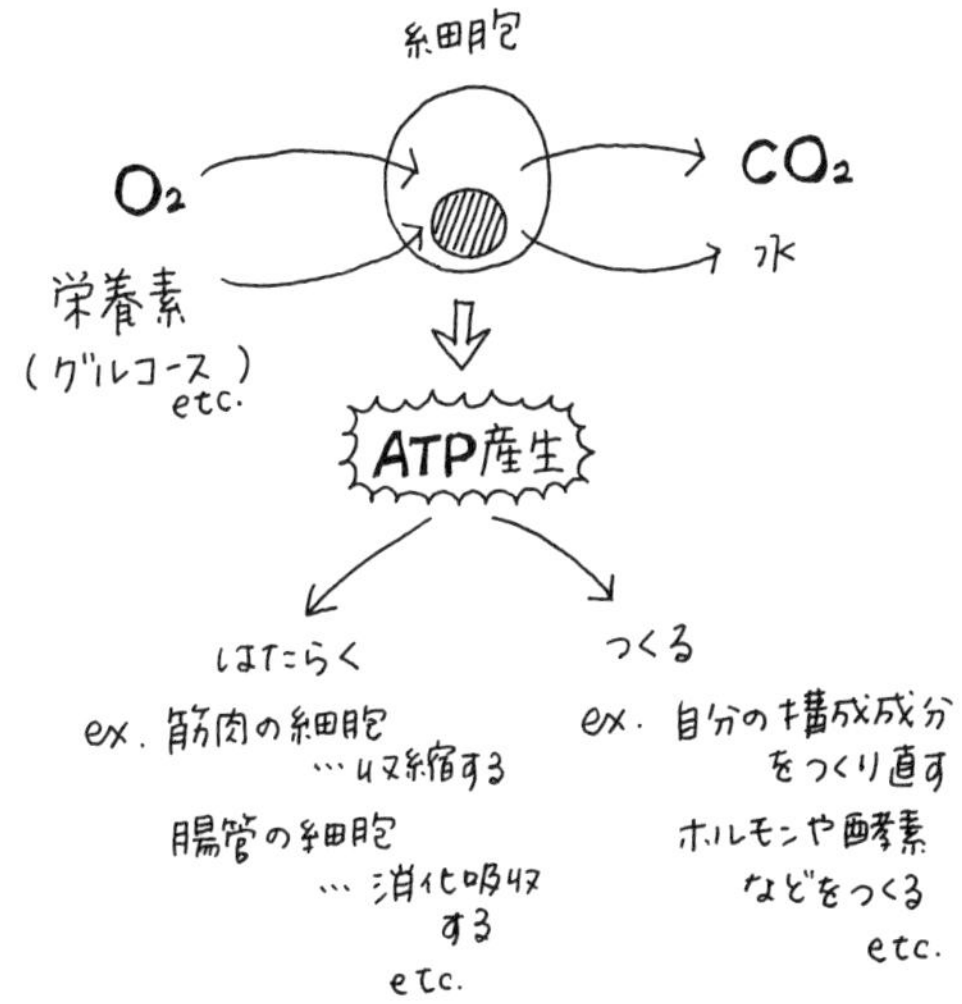

ったり、自分自身のパーツをつねに新しいものに取り換えたりしています。

肺胞上皮も小腸粘膜の細胞たちも、働く細胞たちはみんな自分でＡＴＰを産生し、自分たちの活動のエネルギーを自家発電し、身体全体のサプライチェーンに寄与したり、自分自身のメンテナンスのためにそのエネルギーを消費したりしているのです。私たち人間が、3食をしっかり食べて、仕事に向かうのと同じです！　やっぱり、人体と社会の仕組みは似ています。

3.

肝臓はマルチな製造工場

製造から廃棄、貯蔵、配送まで

細胞に取り込まれてすぐにＡＴＰ合成に使われなかった栄養素は、どうなるのでしょうか。酸素は絶えず消費されていますが、消化管から吸収された栄養素に関しては、ＡＴＰ産生に使われるもののほかに、細胞の構成要素となる栄養素も含まれます。また、ＡＴＰ産生にすぐに使われなかった余剰なものも出てきます。

今度の主役は肝臓です。サプライチェーンで考えると、ふたつめの「生産」という工程になります。

ここまではＡＴＰ産生、つまりエネルギーサプライチェーンだけに着目してきましたが、ここでちょっと寄り道。

肝臓は、「同化」の最大の場です。つまり、ＡＴ

Pをたくさん消費しながら、様々な物質（主に高分子化合物）を作ったり壊したりする反応が行われています。人体の中で最も大きく、高性能でフル稼働、マルチな製造工場であるといえます。右の脇腹にで～んと横たわっているのが肝臓です。体格にもよりますが、男性で約1500g、女性で約1300gの大きな臓器です。

肝臓では、実に様々な物質が栄養素をもとに作られており、製造のかたわら、全身から集まってきた不要な物質を解毒する廃棄工場としての役割も担っています。また、ビタミンや鉄も貯蔵し、物流の流れを調整する配送センターも完備しています。少し詳しく工場の様子を観察してみましょう。

エネルギーの流れを調整する人体の電力会社？

小腸で消化吸収された栄養素たちは、血管やリンパ管を介して、肝臓に集まります。小腸で炭水化物（糖質）はグルコースとなり、肝臓に運ばれます。

血液中にグルコースがたくさん存在していて、細胞たちにも十分にグルコースが供給されている状態のときは、血中の余剰なグルコースからグリコーゲンを合成し、い

グルコースの流れ

◆肝臓経由コース　　◆産地直送コース

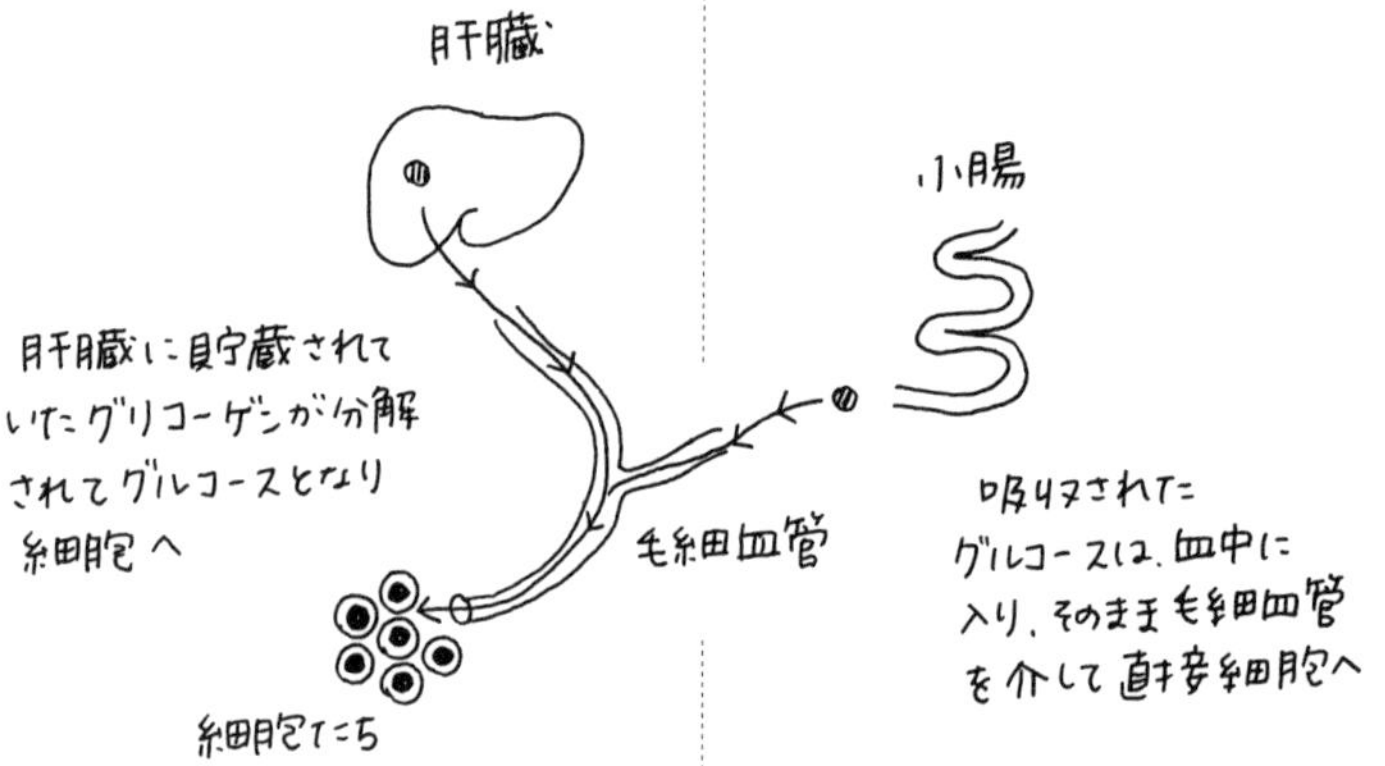
肝臓
肝臓に貯蔵されていたグリコーゲンが分解されてグルコースとなり細胞へ
毛細血管
細胞たち
小腸
吸収されたグルコースは、血中に入り、そのまま毛細血管を介して直接細胞へ

ざというときのために貯蔵します。流通しているグルコースの量が減ってくるのを感知すると、肝臓ではグリコーゲンを分解してグルコースを作り、細胞にすぐに提供していきます。

グルコースの流通量は、肝臓を中心にサプライチェーン・マネジメントで制御されています。グルコースのサプライチェーン・マネジメントに関しては、のちほどお話しします。

有事に備えて備蓄せよ！

炭水化物以外の脂質や蛋白質に関しては、ATPの合成に使われたり、細胞を作る材料になったりしています。これは、異化にも同化にも使われる材料です。

3つの貯蔵庫

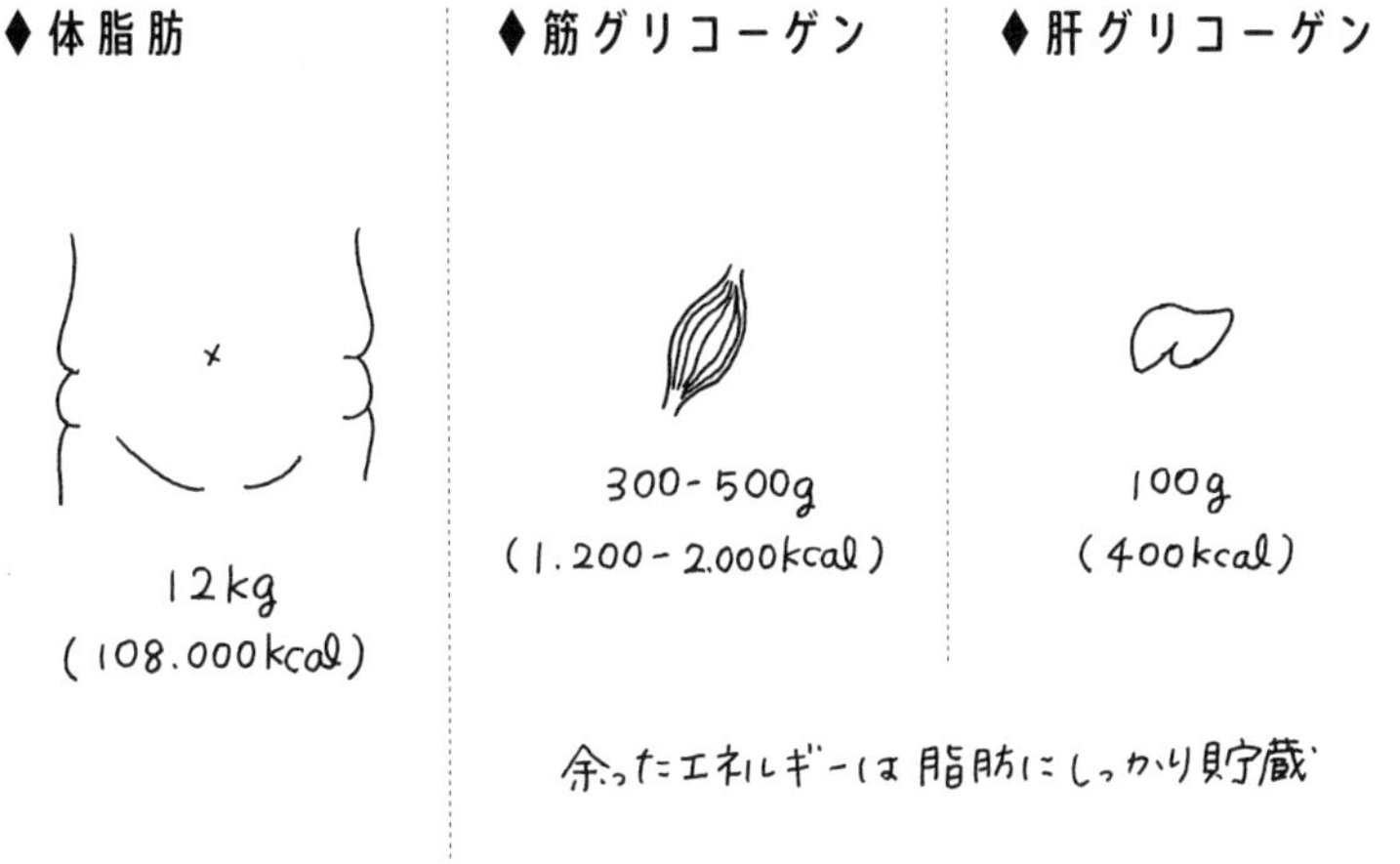

脂質から見ていきましょう。

小腸で吸収された脂質は、小腸粘膜でカイロミクロンという物質になって、リンパ管を経由し、肝臓にやってきます。脂質は水に溶けませんので、肝臓はリポ蛋白質という脂質専用の配送車輛を作り、血液に乗せて全身の細胞に配布しています。脂質のうち、コレステロールやリン脂質は細胞の大事な構成要素であり、細胞のターンオーバーの際に必ず使われる原材料となりますから、絶えず細胞に届ける必要があります。

また、細胞で不要になった脂質は、再び配送車輛に乗せて肝臓に持ち帰ってきます。無駄にするようなことは、決してありません。節約を信条としているのが人体です！

ATP合成にすぐに使われずにあまった糖は、グリコーゲンとして肝臓で貯蔵するという話をしまし

3大栄養素の流れ

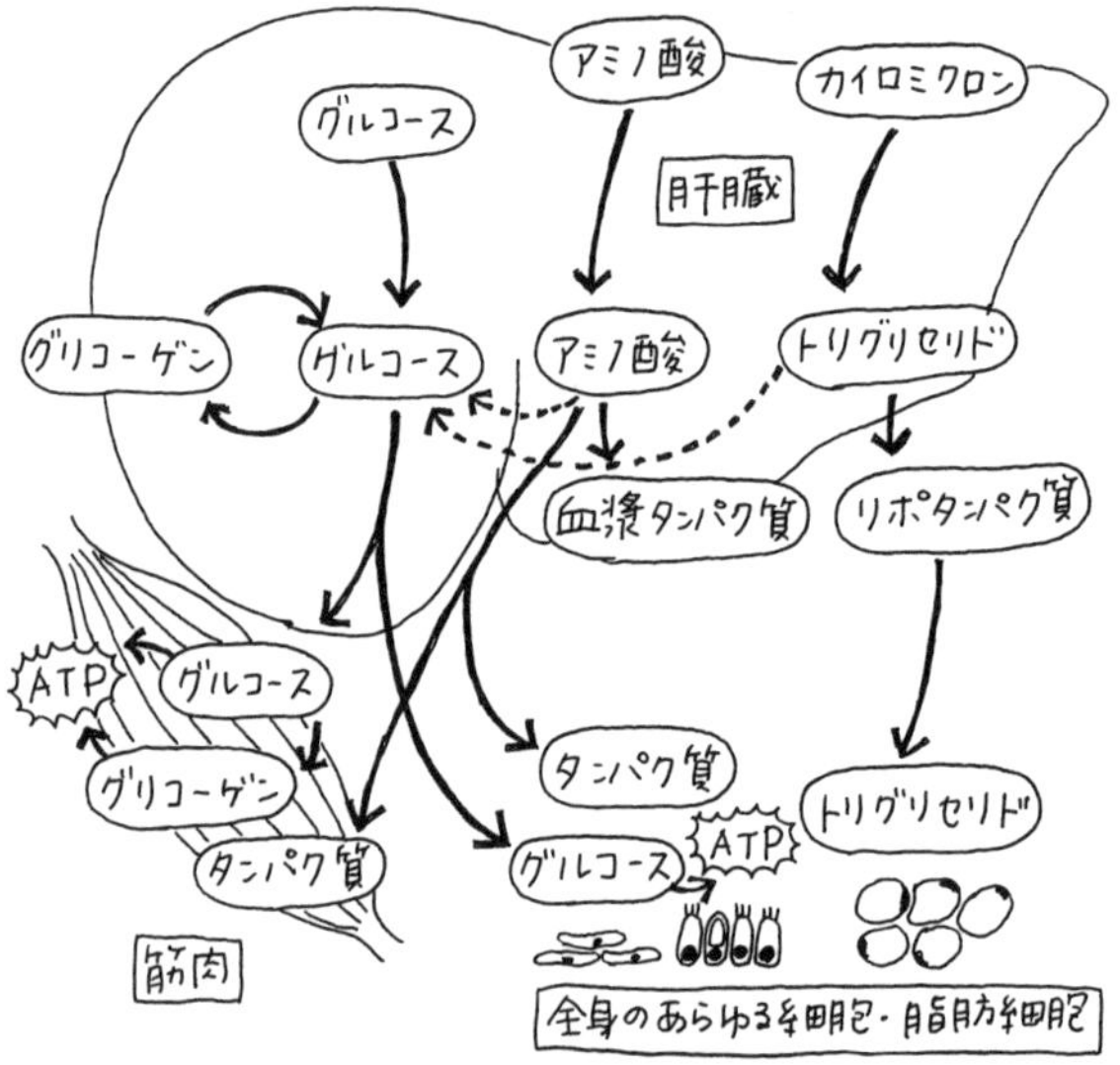

たが、糖から脂肪を合成して、貯蔵したりもします。

体内には3つの貯蔵庫があります。今までご説明した肝臓と脂肪、そしてもうひとつは筋肉です。筋肉のグリコーゲンは運動時に使うためのもので、筋肉だけのために貯蔵されています。短距離走のときなどは、このグリコーゲンを用いて、酸素を使わない状態でＡＴＰを産生します。このときに産生されるのが乳酸です。

肝臓や筋肉において、グリコーゲンとして貯蔵できる量は数百グラムであり、肝臓で貯蔵されたグリコーゲンも1日の絶食ですべて使ってしまうといわれています。一方、脂肪は体重60kg、体脂肪率20％の人では12kgもあります。そのエネルギー量は、約10万ｋｃａｌです。

人体は飢餓に備えて、余剰な糖や脂質を脂肪細胞にしっかりと溜め込むのですね（自分のおなかを見てナットク）。

身体の仕組みを司る遺伝子は、ずっと引き継がれています。なかなか食べ物が手に入らなかった時代の遺伝子があるために、あまった栄養分はしっかりと溜め込む、という性質が人体サプライチェーンには備わっているわけです。それが飽食の現代においては、肥満の原因となるのですね……。

安定供給を目指すアミノ酸サプライチェーン

次に、蛋白質です。肉や魚、豆腐などにたくさん含まれている蛋白質はアミノ酸に分解され、小腸で吸収されます。体内で合成できないものを必須アミノ酸といいますが、肝臓は必須アミノ酸を原料としてほかのアミノ酸を生成し、細胞自体やホルモンなど、身体に必要な物質の構成成分を作っていきます。

たとえば、生体内の蛋白質の重要なもののひとつとして、血漿蛋白質というのがあります。血液の中の液体成分が血漿ですが、その血漿に含まれる蛋白質を、血漿蛋白質といいます。

血漿蛋白質は、とても様々な機能を有していて、血液中の浸透圧を一定に保ったり、ホルモンやほかの物質の運搬役（まさに配送車輌）を担ったり、血液が凝固する際に主要な機能を持っていたりするものがあります。アルブミン、グロブリン、フィブリノゲンといった名前がついています。

このように、肝臓は血漿蛋白をはじめとした主要な蛋白質を合成しているとともに、全身の細胞にアミノ酸そのものも供給しています。細胞はそのときに必要なアミノ酸を血中から取り込んで、必要な分だけの蛋白質を独自に作ります。また、不要になった蛋白質を再びアミノ酸に分解して、血中に放出します。

肝臓は、グルコースと同様にアミノ酸の血中濃度を絶えずモニタリングして、肝臓の中で蛋白質を合成したり分解したりして、血中のアミノ酸濃度が一定になるようにしています。飢餓のような緊急事態の場合は、アミノ酸をエネルギー源としてATPを作ることもできます。

肝臓の働きのまとめ

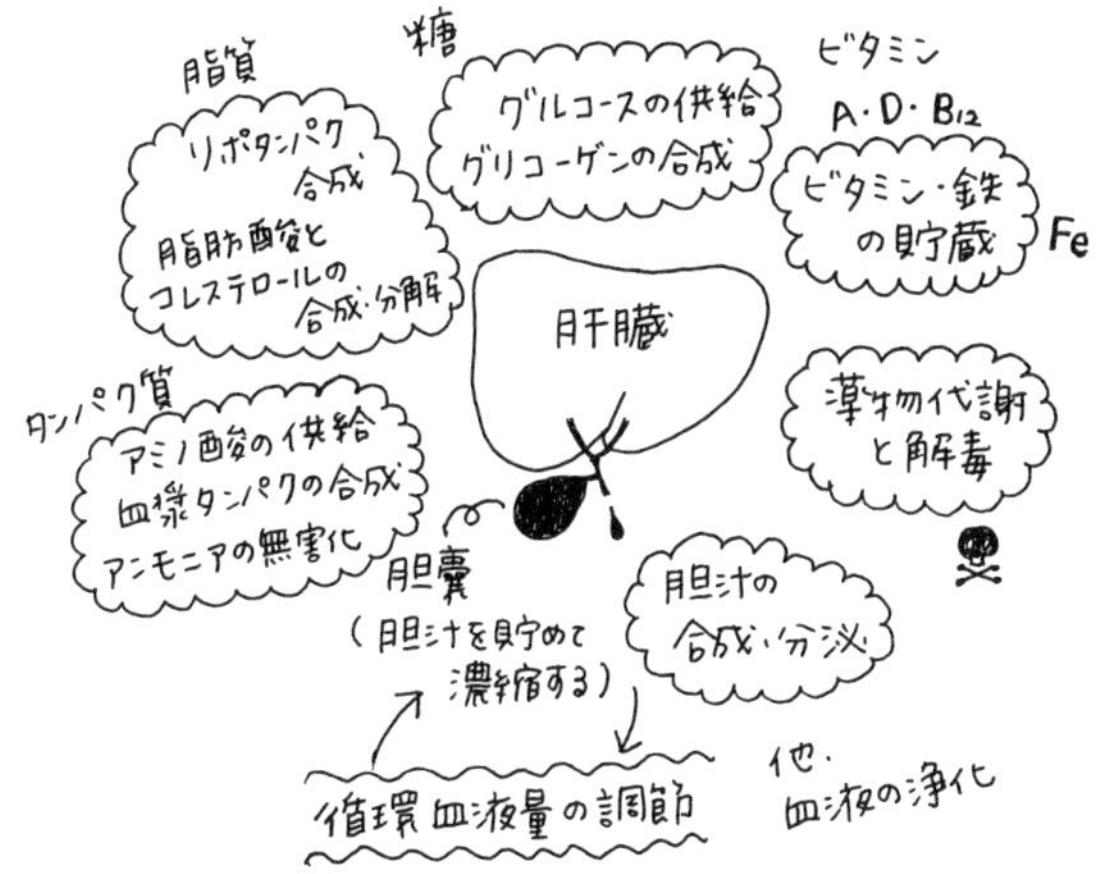

毒物処理工場としての肝臓

摂取されたアルコールや多くの薬物などの化学物質も、肝臓に運ばれて分解されます。これを解毒作用と呼びます。

それぞれの化学物質に対応できる酵素が肝細胞にはあって、その酵素によって化学物質の構造や性質を変えて生体に無害な物質にすみやかに変換し、かつ体外に排泄されやすいようにしています。お酒に強い人と弱い人がいるのは、アルコールを分解する酵素をどのくらい持っているかで決まるのですね。

このように肝臓は、そのときの身体の活動、栄養の状態によって、異化と同化のサプライチェーンをたくみに切り替えながら、エネルギーを産生したり消費したり、物質を合成したり分解したり、身体の状態が一定になるように、つねにフル稼働しているスーパー工場なのです。

人体サプライチェーンの「製造」の過程について、特に肝臓にフォーカスを当てて説明してきましたが、肝臓の働きはあまりにも多岐にわたり、複雑に調整されていて、そのサプライチェーンに対する貢献ぶりをすべて説明することはかないません（肝臓さん、ごめんなさい）。

肝臓がダメになると、身体全体のサプライチェーンは著しく崩れ、私たちは生きていくことができません。肝臓がどんなに偉大な臓器であるかは、みなさんに伝わったかなと思うので、先に進むことにしますね。

4.
物流を担う毛細血管

体内をかけめぐる完璧なネットワーク

肝臓で作られた様々な物質は、肝臓の中に張り巡らされた類洞《るいどう》と呼ばれる毛細血管を介し、全身に運ばれていきます。③の「物流」の過程は、肝臓だけではなく、各臓器に張り巡らされた毛細血管がキーになります。

毛細血管は、末端の細胞一つひとつにまできちんと酸素と栄養素を運び込む一方で、細胞が作り出した様々な物質（老廃物を含めて）をほかの臓器に運んだりもします。臓器に張り巡らされた毛細血管ネットワークは、末端の配送センターの役目を担っているのです。

心臓から出たばかりの血管は、ホースほどの太さ

全身の血管

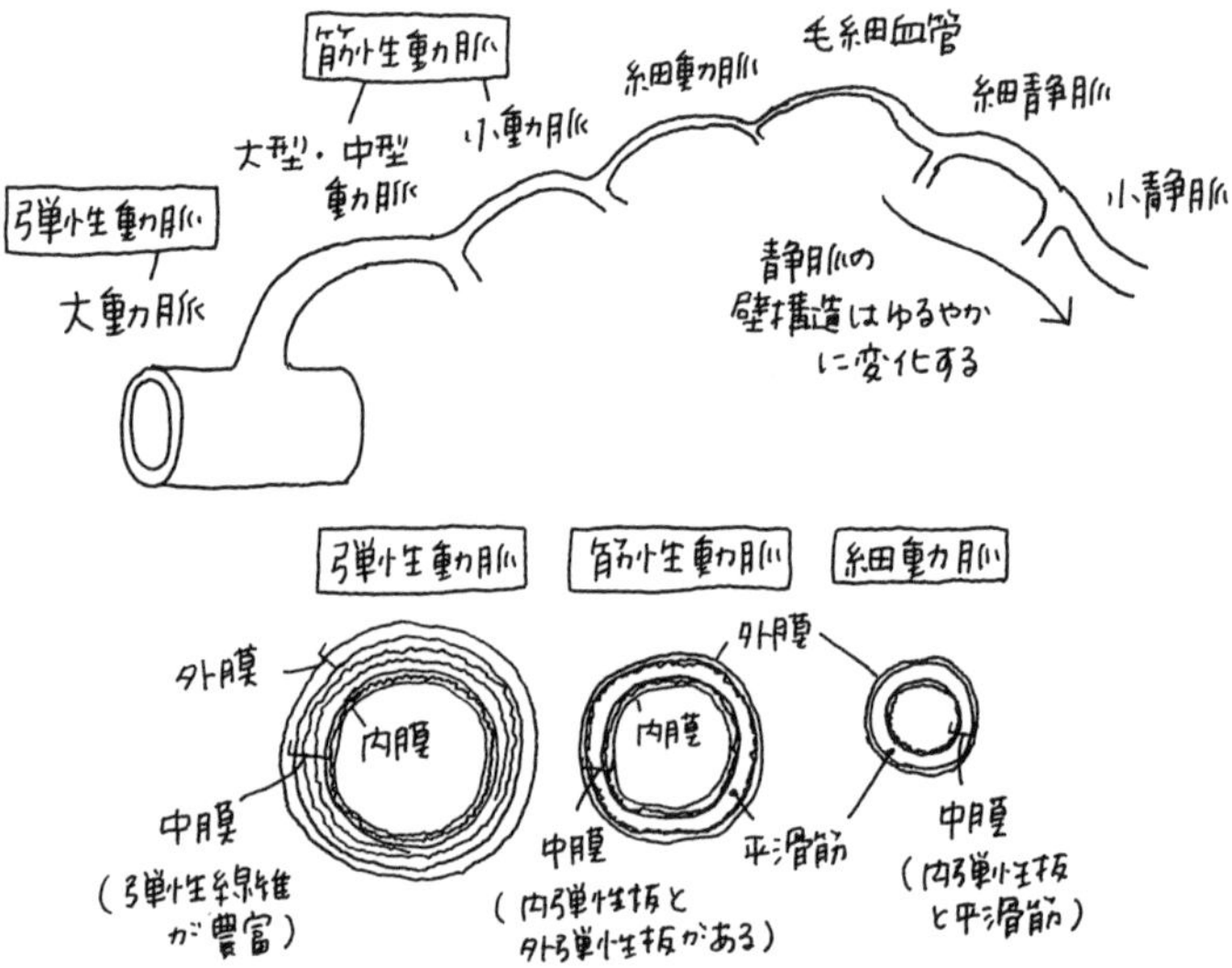

のある弾力のある大動脈（「弾性動脈」といいます）ですが、各臓器の組織に到達する頃にはかなり細く分岐していき、平滑筋という薄い筋肉で壁が構成された細動脈となります。そして、さらに各細胞に血液がいきわたるように分岐していき、毛細血管となるのです。

細動脈の平滑筋は、組織の代謝産物である二酸化炭素や乳酸などによってゆるみ、血流が増すようになっています。つまり、細胞の仕事量（代謝量）によって、運搬の速度を調整しているのです。

配送センターとしての毛細血管網は、臓器によってその形状が異なります。

たとえば、脳の毛細血管は脳神経細胞を保護するために、容易に有害な物質が脳細

様々な毛細血管

◆連続型　◆有窓型　◆洞様

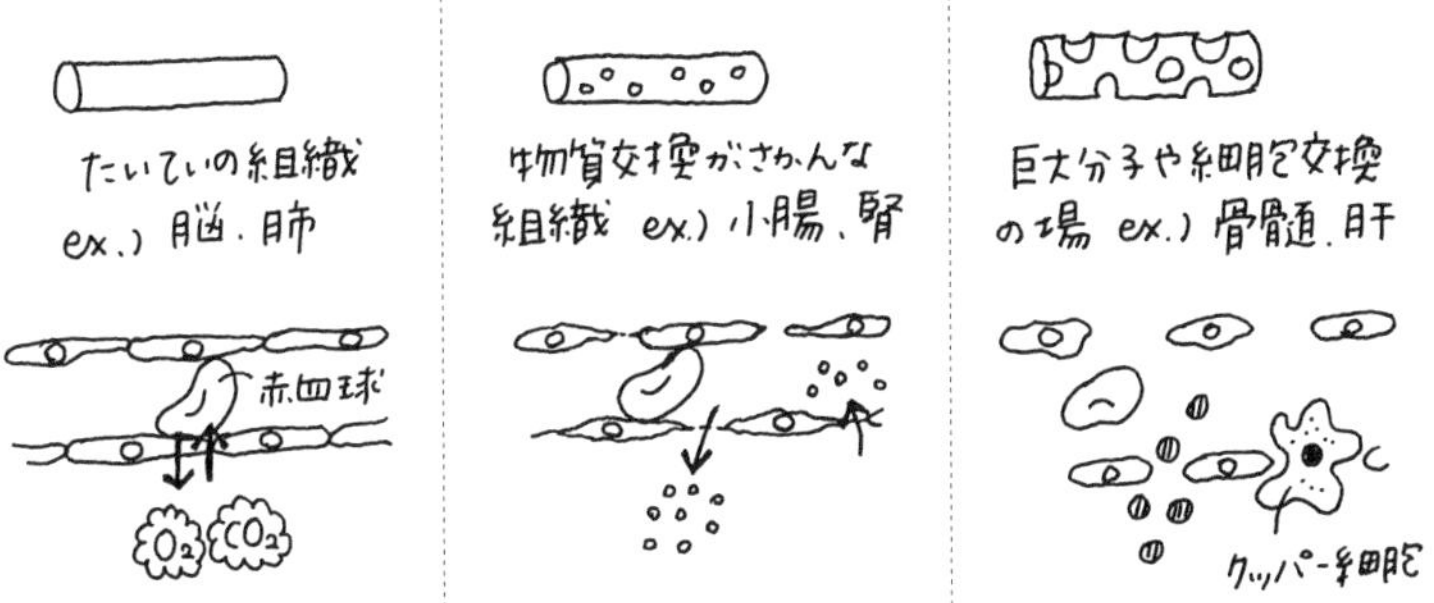

胞へと供給されてしまわないように、内側を覆う内皮細胞が強固に連結し、物質の輸送は厳密に管理されています。一方、肝臓の類洞は、働きものの肝細胞がありとあらゆる物質を代謝していますから、それらの物質の出し入れがしやすいように毛細血管は穴だらけです。

配送車輌は赤血球と血漿蛋白

毛細血管が配送センターであれば、それより太い動脈や静脈は幹線道路であるともいえます。心臓に近い大動脈は交通量が多く、流れるスピードも速く、まるで高速道路のようです。さて、そこに流れる血液も当然、物流に重要な役割を演じており、たとえるなら輸送車輌です。

血液は、固体の血球と液体の血漿成分から構成されています。血球は赤血球、白血球、血小板からなります。

血球の中では、赤血球が特に酸素専属の輸送車輛の役目を果たしています。白血球は免疫担当細胞、血小板は血液の凝固のための細胞ですが、白血球はパトロール車輛、血小板は決壊した道路を直す工事車両であるともいえます。

一方、血漿にはアルブミンやグロブリン、そしてフィブリノゲンなどがあります。これらは血漿蛋白質といって、肝臓で作られるのでしたね。これら蛋白質にも、輸送車輛の役割があります。アルブミンは、ホルモンをはじめとした様々な物質の運搬を担い、グロブリンも生理活性物質を運びます。フィブリノゲンは、血管の壁が壊れて出血が起きたときなどに、血小板とともに道路工事のお手伝いをします。

5.
消費担当大臣
脳と骨格筋

周りに頼りっきりの大型店舗の脳

いよいよ、人体サプライチェーンは、④の「販売」、最終局面に参ります。酸素や栄養素は原材料調達、加工、そして物流を担ってきたありとあらゆる細胞たちも必要としていますので、全身の細胞が消費者であり、組織は消費者が集まる小さな店舗であるともいえます。

その中でも、サプライチェーンの①調達、②生産、③物流には寄与せず、ひたすらに酸素や栄養素を取り込んでせっせとエネルギーを消費することに専念する臓器がいます。大型店舗、あるいは全国展開のコンビニエンスストアのような臓器ですが、前者が脳、後者が骨格筋です。

私たち人間が生きるということは、考えて行動するということだと思いますが、まさに考えることが専門の臓器である脳、そして行動専門の骨格筋。このふたつの臓器が、人体サプライチェーンのゴールにふさわしいと思います。

脳の重さは、成人では体重の約2%にすぎないのですが、安静時では心拍出量の15%の血液を受けます。そして、全身の約20%にあたる酸素とグルコースを、脳だけで消費します。また、酸素やグルコースの供給が短時間途絶えただけで、あっというまにダメになってしまう、とても脆弱な臓器でもあります。

血液が届かない、いわゆる虚血《きょけつ》が数分間に達すると、すぐに細胞たちはダメージを受け始めます。さらに時間が経つと死んでしまい、もとに戻ることができません。ほかの組織の細胞は、通常酸素やグルコースの供給が不足している場合は別の方法でエネルギーを産生することができますが、脳にはそれができないのです。不器用な消費者、ということになるでしょうか。

自家発電システムを完備するコンビニエンスストア、骨格筋

一方、骨格筋は収縮する（ぎゅっと力を入れると筋肉は収縮するんですね）ときに、大量のATPを消費します。めいっぱい収縮すると細胞が持っているATPは、1~2秒で消費されてしまうといわれています。

消費してしまったらどうするかというと、細胞内にたくさん溜められているクレアチンリン酸という物質をクレアチンという物質に変換させること、もうひとつは貯蔵したグリコーゲンをグルコースに変換し、これを素早く反応させてATPを生み出します。酸素を必要とせずに、迅速にATP産生を行う反応を「嫌気的代謝《けんきてき》」といって、運動直後に利用されます。この反応でクレアチンと乳酸が、筋肉の細胞の中に蓄積していくのです。

足がぱんぱんになったとか、重いとかいう筋疲労は、これらの物質が筋肉の細胞の中に溜まることが原因です。

なお、マラソンのように長時間運動する場合は、心拍出量の増加によって血流を速

嫌気的代謝と好気的代謝

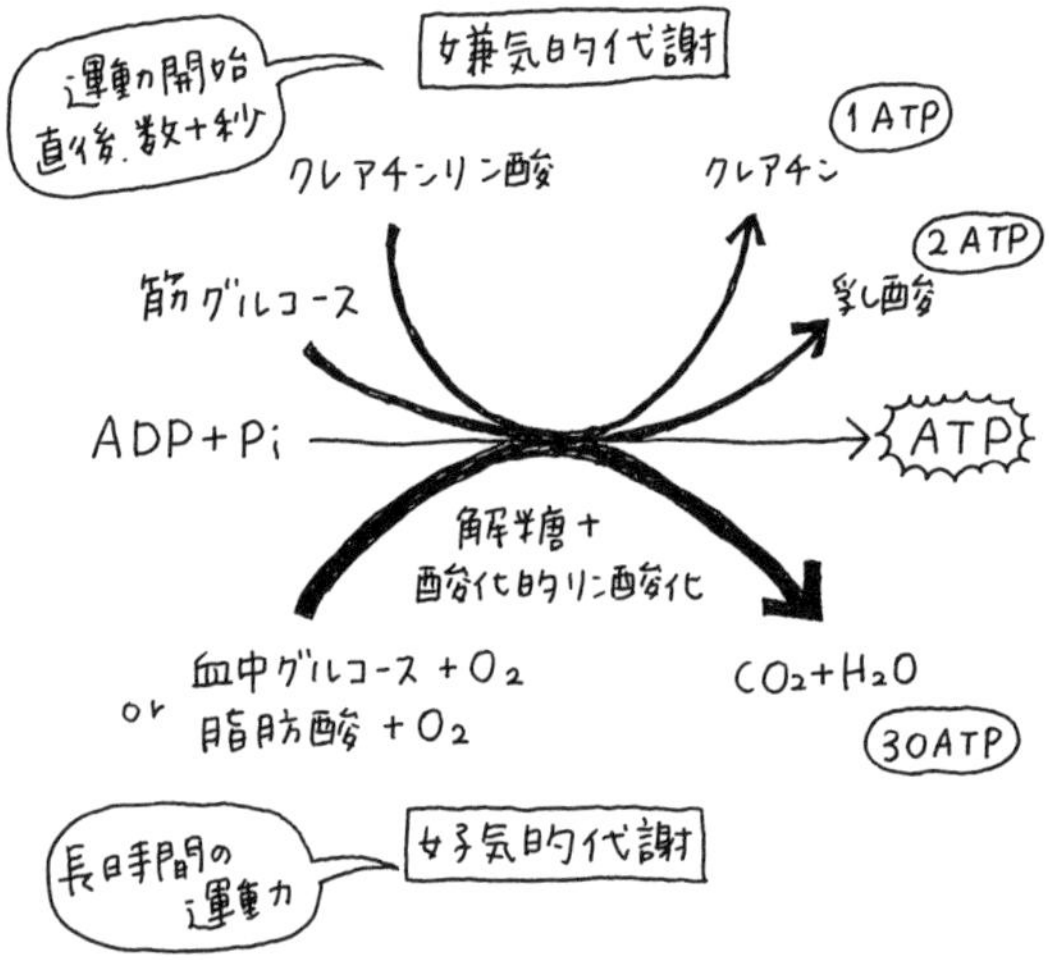

め、骨格筋に酸素や栄養素を配布する毛細血管がめいっぱい拡張することで、筋肉の細胞たちに潤沢な酸素を送り込みます。すると、たくさんのATPを産生できる「好《こう》気《き》的《てき》代謝」が進み、長時間の運動が可能になるのです。

6.
身体を見守るのが〝肝腎〟

リサイクル工場の一面も

さて、細胞が活動すると、筋肉運動で産生された乳酸のように、老廃物となる物質たちが蓄積されていきます。また、たくさんの酸素を取り込み、ATPを産生すると、たくさんの二酸化炭素も作られます。こういった老廃物は、再び配送センターである毛細血管の静脈側に取り込まれ、心臓に戻っていきます。

二酸化炭素は、心臓から肺動脈を通って肺に送られ、赤血球を介して酸素と交換されます。肺は原材料である酸素の調達場であるとともに、二酸化炭素の廃棄場であるともいえます。

多くの老廃物は、肝臓を経由します。肝臓では老廃物の解毒作用が行われ、消化管を介して便の中に捨てるもの、腎臓に回して尿として排泄するもの、そして加工して再利用するものを分けています。

たとえば、筋肉で産生された乳酸は再度、グルコースに変換されて再利用されています。肝臓は、人体最大のリサイクル工場でもあるのです。マルチな肝臓の活躍には、脱帽です。

物流監視を怠らないしっかりものの腎臓

ここで、はじめて登場するのが腎臓です。

腎臓は、そら豆のような形をした100～200gほどの臓器です。腰のあたりに、左右ひとつずつあります。肝臓よりもずっと小さい臓器ですが、腎臓には、循環血液量の約4分の1もの血液が流れ込みます。肝臓も働きものでしたが、腎臓も負けず劣らず休みなく働いている臓器です。

腎臓は濾過機能を持っていて、老廃物を尿として排出し、必要な物質と分別します。血球や大きな分子量の物質は濾過されませんが、濾過されてしまう様々な物質の中に

腎臓

◆背中側から見た腎臓

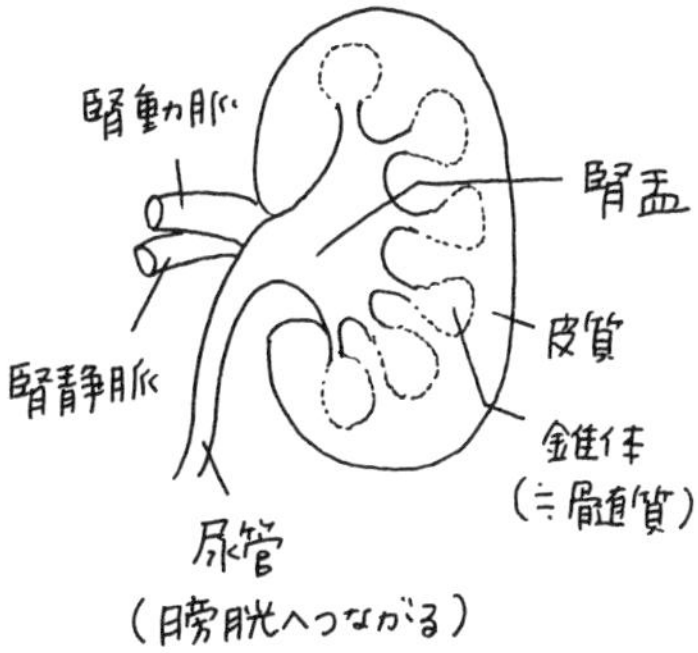

は、老廃物と必要な物質が混在しています。腎臓は、これらをしっかり分別する機能を有し、不要なもののみを尿中に排泄します。

さらに骨格筋などと異なる大きな点は、腎臓ではつねに一定の血液が濾過されるように調整されていることです。血液を濾過して尿を作るわけですが、血液は血圧によってつねに容易に変動します。そのたびに、濾過の量が大きく変動しすぎないように、安定して濾過される機構が作られています。

腎臓は、このように血液から老廃物だけを選択し、尿を作ることで、体内の水分量、電解質、また酸塩基平衡（pH）を調整していますし、赤血球を作るためのエリスロポエチンというホルモンをはじめとした、様々なホルモンを産生したりしています。

そして、なんと！

飢餓状態では、肝臓とともに腎臓でもグリコーゲ

濾過機能を持つ腎臓

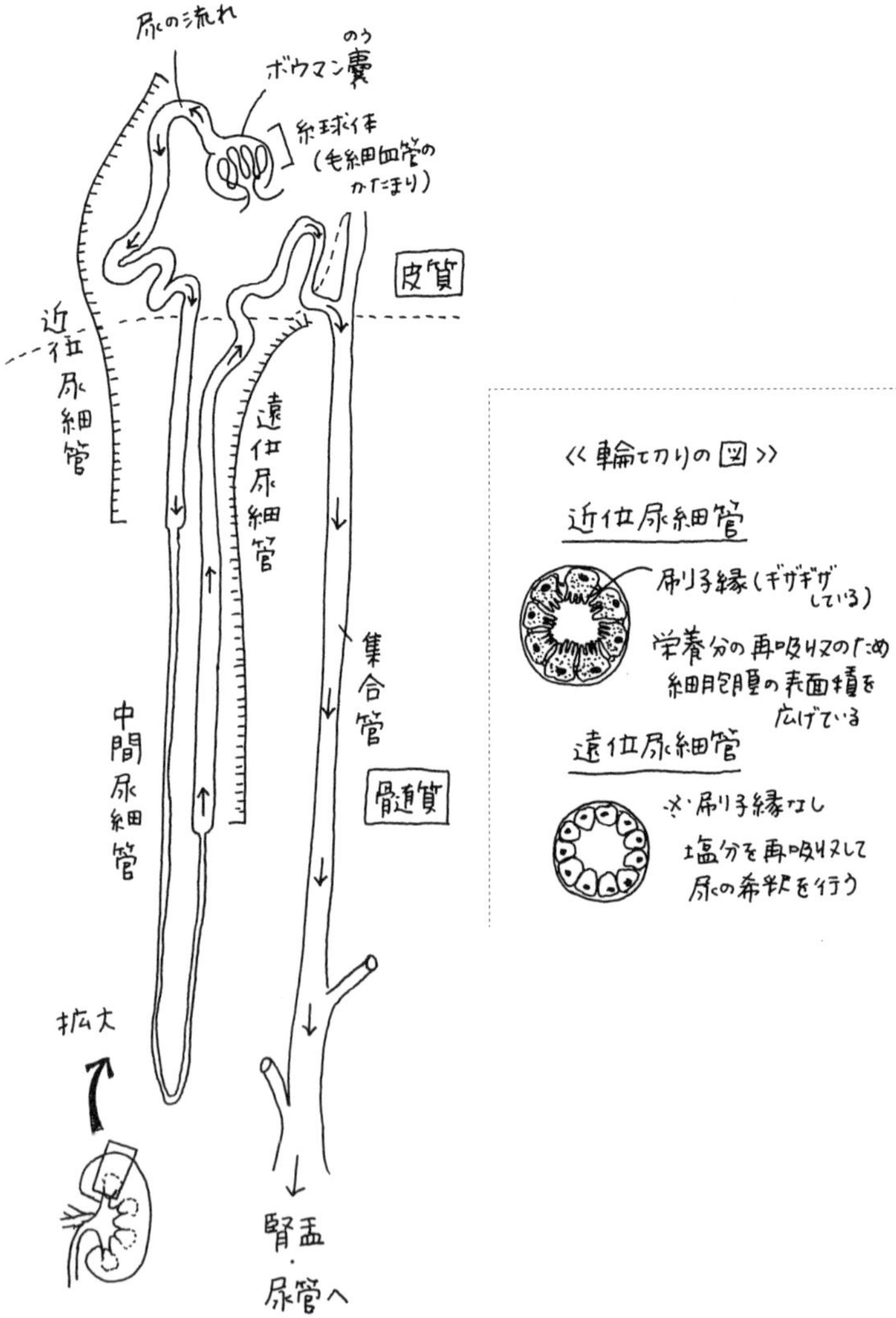
尿の流れ
ボウマン嚢《のう》
糸球体
（毛細血管のかたまり）
皮質
近位尿細管
遠位尿細管
集合管
髄質
中間尿細管
拡大
腎盂・尿管へ
《輪切りの図》
近位尿細管
刷子縁（ギザギザしている）
栄養分の再吸収のため細胞の表面積を広げている
遠位尿細管
※刷子縁なし
塩分を再吸収して尿の希釈を行う

ンからグルコースを作り出す機能まであります。腎臓は、人体サプライチェーンの出口に位置していますから、全身の物流の様子がわかるわけですね。

そうやって得られた情報で老廃物処理場以外にも様々な機能を有し、人体サプライチェーンが正常に働くように活動しているのです。腎臓くん、いつもありがとう。

7. サプライチェーン・マネジメントの本社と営業所

中枢を担うのは、もちろん脳

さて、サプライチェーンでは、物流とは逆の方向に情報が流れるのが特徴でした。サプライチェーン・マネジメントでは、各段階でのモノの流れを把握し、それを調整するために情報を一箇所に集約し、的確な対応策を取ることが大切です。

人体システムのサプライチェーン・マネジメントは、ほぼ完璧であるといえます。おそらく社会が目指すものは、この人体システムのサプライチェーンと、そのマネジメントであると思いますが、人体システム以上のものを社会システム内で実現するのは、ほぼ不可能でしょう。

人体システムでは、脳がすべての情報を集約する場、本社の情報管理室であるといえます。さきほど、

神経の構造

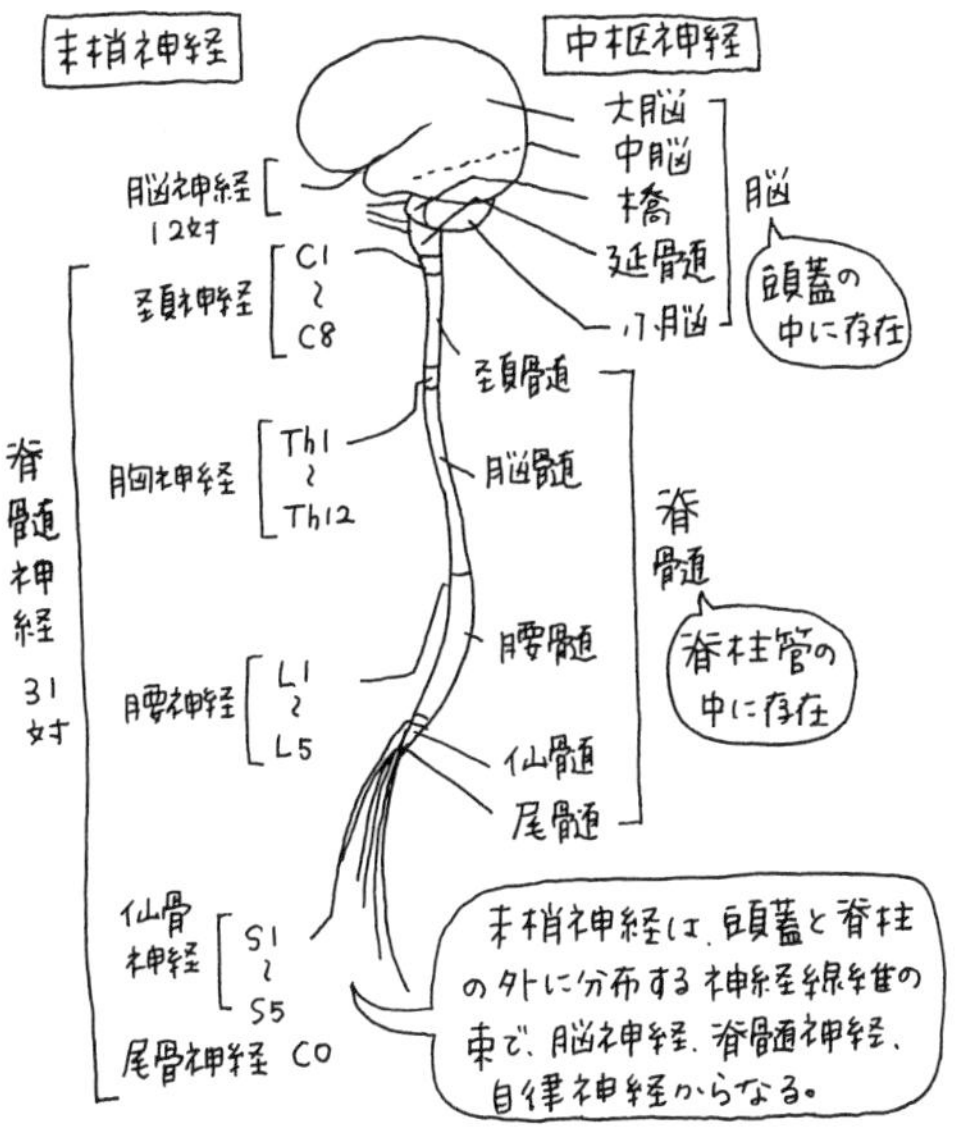

脳のことを周りに頼りっきりといいましたが、情報管理を一手に引き受けるのですから、エネルギー供給は人まかせなのも、うなずけます。

大脳は、脳幹部という呼吸をはじめとした生命維持に必要な部分を担う部分から直接、背中に縦一直線に脊髄が伸びており、全身に神経が張り巡らされています。身体中のありとあらゆる臓器から、その時々の情報が神経を通って刻々と脳に集約されていますし、様々な脳からの指令も神経を介して末端に届きます。

神経には中枢神経と末梢神経がありますが、脳と脊髄にあるのが中枢神経で、それ以外が末梢神経です。末梢神経には脳神経、脊髄神経、自律神経があります。

神経の分類

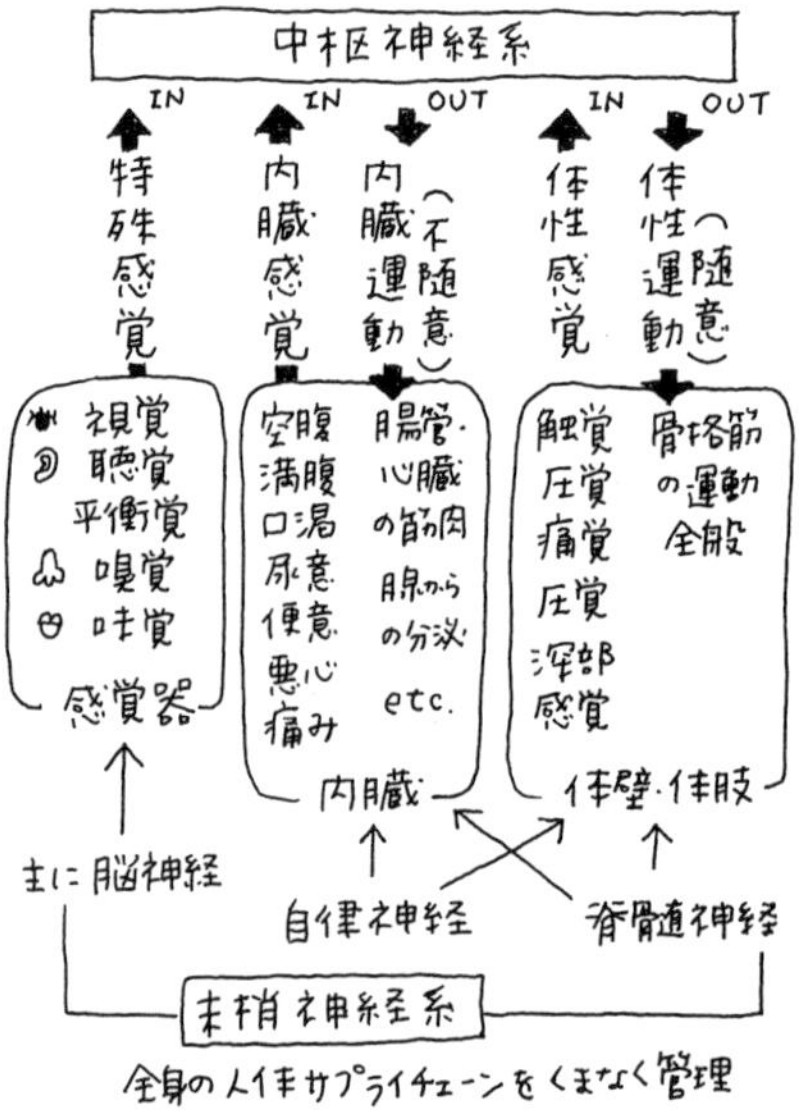

「え？　脳神経は中枢神経じゃないの？」と思われるかもしれませんが、脳神経は脳に直接出入りする12対、12種類の神経線維で、主に頭部や顔面部に分布します。特に嗅神経、視神経、動眼神経、顔面神経など、視覚や聴覚や味覚などの特殊神経と呼ばれる感覚器の代表を支配する神経が多いですし、迷走神経といった自律神経の親分みたいな神経がここに含まれます。

　脊髄神経は脊髄から末梢に伸びる31対の神経で、運動神経や感覚神経があります。運動神経は中枢から末梢へと遠心性に情報が向かいますが、感覚神経は末梢からの情報が中枢に向かい、求心性の流れがあります。

自律神経は、特に内臓と脳が連絡するための神経です。交感神経と副交感神経があり、内臓の動きを調整しています。内臓の筋肉は骨格筋と異なり、自分の意志で動かせるものではなく、不随意《ふずいい》運動と呼ばれています。私たちの知らないところで、自律神経が繊細に末梢からの情報を集約し、人体サプライチェーンはつねに最適な状態が保たれているといえます。

神経は、電位差を利用した電気の信号で一気に情報を伝えます。その点はコンピュータに似ていますが、異なる点は、神経と神経の連結点である神経節細胞においては電気信号ではなく、様々な化学物質が情報のやりとりを担っていることです。これを、神経伝達物質と呼びます。

この伝達物質によって、単なる0と1の情報のやりとりの間に微妙な曖昧さを残すことで、人体サプライチェーンは有事に強く、どんな不測の状態にも対応すべく余力を有しているといえるでしょう。

シナプスの構造

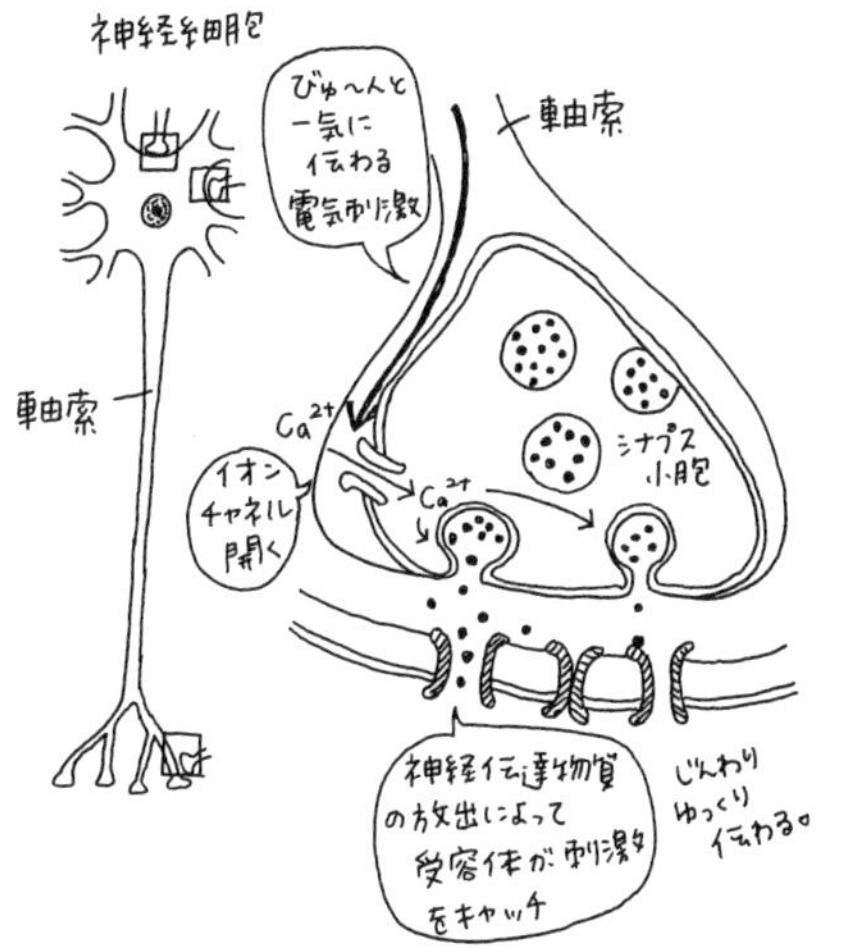
神経細胞
びゅ〜んと一気に伝わる電気刺激
軸索
軸索
Ca^{2+}
イオンチャネル開く
Ca^{2+}
シナプス小胞
神経伝達物質の放出によって受容体が刺激をキャッチ
じんわりゆっくり伝わる。

様々な内分泌臓器たち

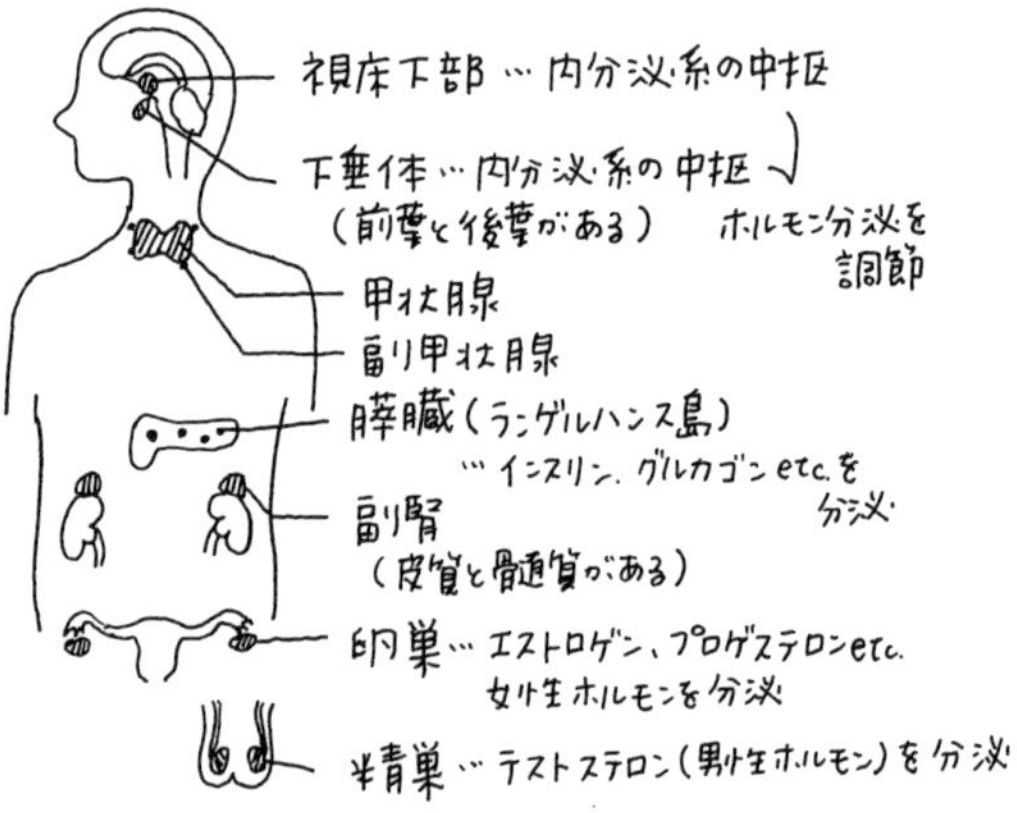

営業所である内分泌臓器たち

神経伝達物質と似ているものに、ホルモンがあります。神経伝達物質は局所の情報のやりとりに関与するのに対し、ホルモンは血中に分泌され、全身に情報を伝達する役目を有しています。

ホルモンを産生する内分泌細胞や内分泌臓器は脳と協調して、サプライチェーン・マネジメントを担当しています。内分泌臓器には視床下部という本社を起点として、脳の近くにある下垂体や甲状腺、副甲状腺そして副腎などがあります。消化管の仲間でもある膵臓も内分泌臓器としての役割を担っていますし、全臓器にはそれぞれ内分泌細胞という支社が存在していて、微細な内臓機能の調整に一役を担っています。

ＡＴＰの原材料であるグルコースの流通に関しては、

これらのホルモンが多様に関わっています。膵臓が分泌しているインスリンは、骨格筋の細胞や脂肪細胞へのグルコースの取り込みを促進し、また肝臓と骨格筋でグリコーゲンとしてグルコースを貯蔵させるように働きます。結果的に血液中のグルコースが低下し、血糖が低下します。

糖尿病はインスリンの働きが低下し、細胞がうまくグルコースを活用することができなくなる病気で、結果的に血糖が上昇します。糖尿病についてはⅢ章で説明します。

山椒は小粒でもぴりりと辛い副腎

意外に知られていない重要な内分泌臓器として、副腎があります。両方の腎臓の上におにぎりのような形をして乗っかっている、5~7gほどのとても小さな臓器です。副腎には皮質と髄質という二層構造があり、前者の細胞がステロイドホルモンを、後者の細胞がカテコールアミンというホルモンを産生します。

皮質で構成されるステロイドホルモンには糖質コルチコイド、電解質コルチコイド、副腎アンドロゲンという3つのタイプがあります。

小さいけれど偉大な副腎

◆副腎の断面図

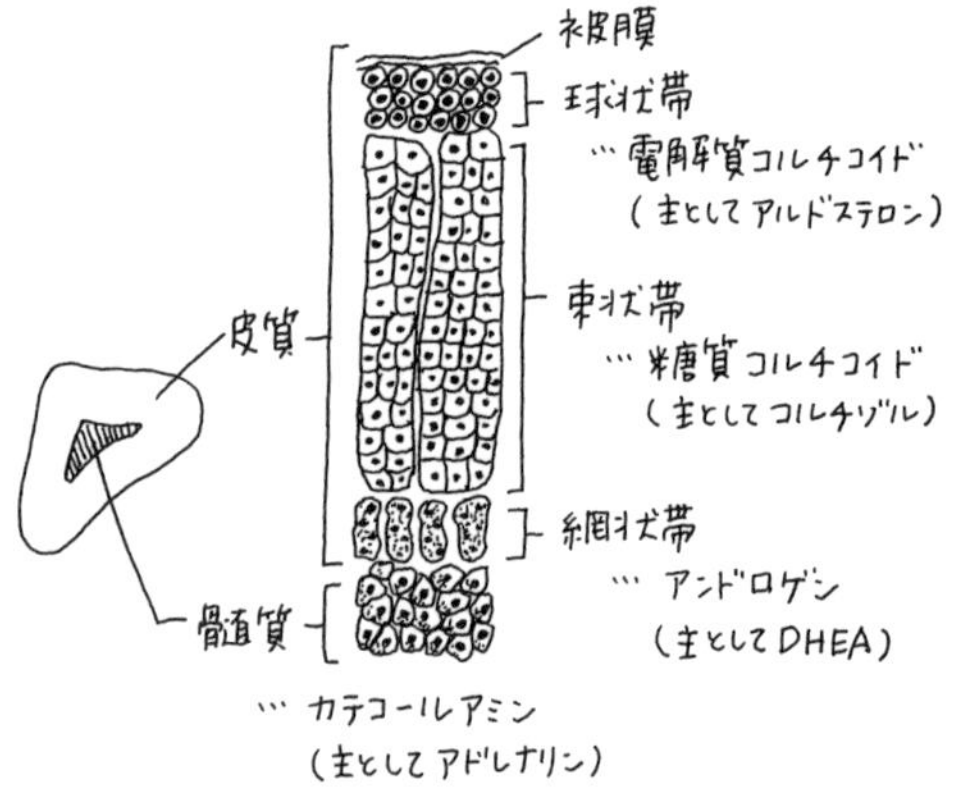

糖質コルチコイドは肝細胞でのグルコース産生を促進し、血糖値を高める作用があります。また、抗ストレス作用や抗炎症作用もあります。特に後者は、幅広くステロイドが治療で使われる理由です。糖質コルチコイドはこのような作用を持つことで、人体サプライチェーン全体を調節し、ストレスに対抗する役割を担っているのです。

電解質コルチコイドは腎臓でのナトリウムの再吸収を促進し、体液を維持する働きをします。体液を維持するということは、血圧を維持することにつながります。それが過剰すぎると高血圧になってしまうのですが、やはり人体が活動する上で必要な物質が全身にいきわたるように調整しているのです。

副腎アンドロゲンは、すなわち男性ホルモンの作用を持ちます。女性にも、適度な男性ホルモンが必要です。

副腎髄質で構成されるカテコールアミンには、アドレナリンとノルアドレナリンがありますが、いずれも血圧や心拍数や心拍出量を増す作用があります。

副腎は、とにかく生体が危機に瀕したときにサプライチェーンが破綻をきたさないように、細胞たちに必要な物質を運搬することを最優先に考えています。とても小さく目立たない臓器ですが、私たち人間は、副腎が機能しないと生きていくことができません。副腎はストレスに対抗できるように、私たちを守ってくれているといえます。

再び人体サプライチェーン全体を眺める

いかがでしたでしょうか。

人体の正常の機能をすべて説明することは、とうていこの本1冊では不可能です。よって、特に細胞が活動する上で必要なATPというエネルギーの流れを中心にし、サプライチェーン仕立てでここまで説明してきました。なんとなく、身体全体の酸素や栄養素の流れが見えてきたでしょうか。

それではこの人体サプライチェーンをベースにして、病態について考えていきます。必要なタイミングで、正常の身体の働きを復習しながら進めていきましょうね。

おしゃべり病理図解

1

読書運動神経

〝読書中のサプライチェーン・マネジメントって、どうなっているの？〟

私は病理医として大学の附属病院で働いていますが、それ以外にイシス編集学校の師範をしています。そのきっかけを手短に話しますと、井の中の蛙にならないように、専門的な病理医としての能力のほかに、マネジメントやコーチングの手法をしっかり学ぶ必要性を感じたからでした。

この学校での活動を通して、医療以外の様々な職種の方と出会い、いろいろな価値観にふれることができました。専門的な病理医としてのスキルを編集学校で学べるとは思っていませんでしたが、思いがけず病理診断のプロセスを客観的に見つめることで、「診断とは何か」ということを、今一度深く考えることもできました。

情報編集能力は、文化的によりよく生きていくということ全般に必須の力であり、文章を書いて自分の考えを表現する、という情報発信から、何か新しい試みをプランニングしていくことまで、様々な方法を磨く貴重な場になっています。

医学以外の様々な「知」にふれる場が豊富にある編集学校ですが、全く別の分野だと思って興味関心を持ってこなかったことが、実はほかの分野と根底の部分でつながっていたり、自分の仕事と関係性があることを発見したりすることが、特に刺激的です。しかし一方で、新しい分野を大人になってから学び直すことはなかなか難しい面もあるのですよね。

編集学校では、［守］［破］［離］というホップ・ステップ・ジャンプ方式のネットで学ぶ編集コースが用意されています。それ以外に、［花伝所］というコーチングの方法について学ぶコースも用意されています。

ほぼすべてのコースの師範をさせていただきましたが、その中でも［離］がひときわ過酷でした。ありとあらゆるジャンルの「知」を縦横無尽に結びつけながら超スピードで学んでいく空前絶後のコースですから、そのコーチをするとなると、かなり勉強が必要でしたし、大人になったカタイ頭でいろいろと新しいことを理解するには、全体のイメージをふわっととらえる必要がありました。その方法のひとつが、図解でした。

数年にわたりコーチをともにした超ドSな先輩にしごかれ、試行錯誤していくうちに、文章でまとめるよりも図で表現したほうが、理解も進んでかつ自由な発想が育つということに気づきました。

それ以来、新しいことを学ぶ際は、ノートにいろいろな図や絵を描いてみることがすっかり定着しました。また、『おしゃべりながんの図鑑』の執筆も同時期に重なり、ブックデザインを担当してくださった寄藤文平さんにも励ましていただいて、様々ながん細胞をはじめ、本の中のすべてのイラストを描く経験もできました。あらゆることを図や絵で表現してみて、物事の概念を理解していく、という方法をたくさん試すことができたのです。

その後、編集学校のウェブマガジン「遊刊エディスト」(https://edist.isis.ne.jp/)に「おしゃべり病理医 編集ノート」というエッセイを連載する機会をいただき、自分の文章にイラストを添える試みも始めました。文章の意味やその連なりといった文脈をイラストで表現するのは、チャレンジングでした。

今回は、その中で、身体の動きにまつわるイラストを描いたものをご紹介したいと思います。「読書」にまつわるイラストです。

みなさんは、ここまで私の書いた文章を一所懸命、読んでくださいました。みな

読書運動神経図

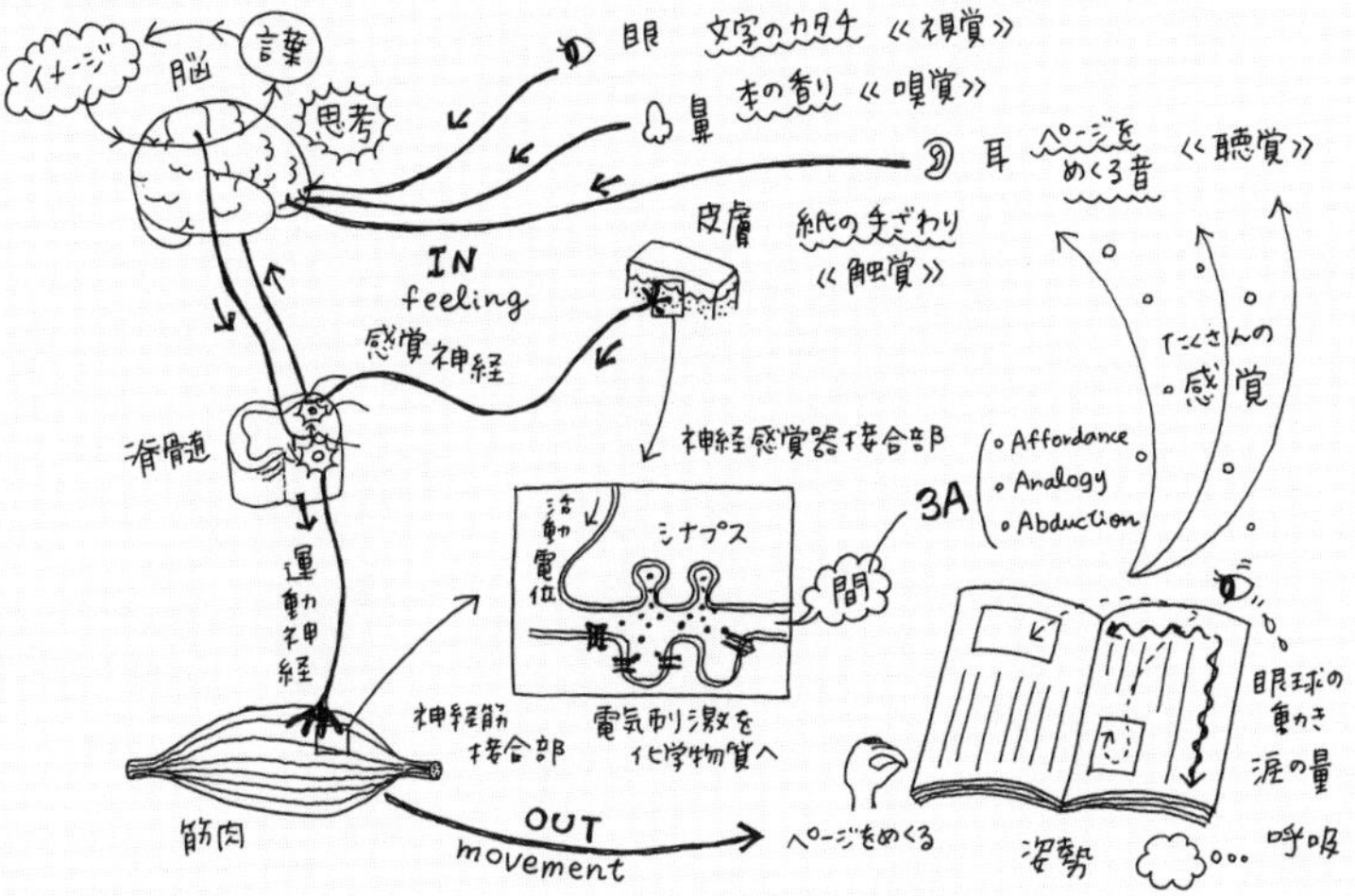

さんの身体に私の文章が入っていくわけですが、その情報の流れはどんなふうになっているのでしょうか。それを表現したイラストが、こちらです。

読書という行為には当然、情報のＩＮとＯＵＴがあります。入ってくる情報は視覚からの文字情報だけではなく、本から漂う香りやページをめくるときの音や手ざわりといった、視覚以外の様々な情報が入ってきます。

また、ページをさわったり、目で活字を追ったりするような運動の指令が脳から絶えず指先や眼球を動かす筋肉に情報発信されることで、本を読むという行為が可能になります。頭の中には入ってきたたくさんの情報が次々と重なり、実に様々な思考が繰り広げられていることでしょう。

前に読んだ本のことや昨日経験したこと、そのときに感じたことなど、いろいろなことが思い出されたりするかもしれません。その結果、「なんだこの本は！」と反発を感じて読むのが嫌になってしまったり、難しい文字情報が連なって意味が追えなくなって眠くなってしまったり、あるいは、あまりに面白くてご飯を食べるのも忘れて一気に最後まで読んでしまった！　というようなこともあるかもしれません。

このように、ふだん何気なく行っている本を読むという行為であっても、それを図や絵に表す際に改めて、その行為を詳細に分割しながら観察することができます。また、そのプロセスで新しくいろいろなことを発見できたりします。

みなさんも、勉強や仕事で何か行き詰まりを感じたら、図や絵を描いてみることをおすすめします。新しい発見があったり、何か別の方法が見つかったりするかもしれません。

III

つながり、つらなる

病態図解

5つの病態を観察しよう

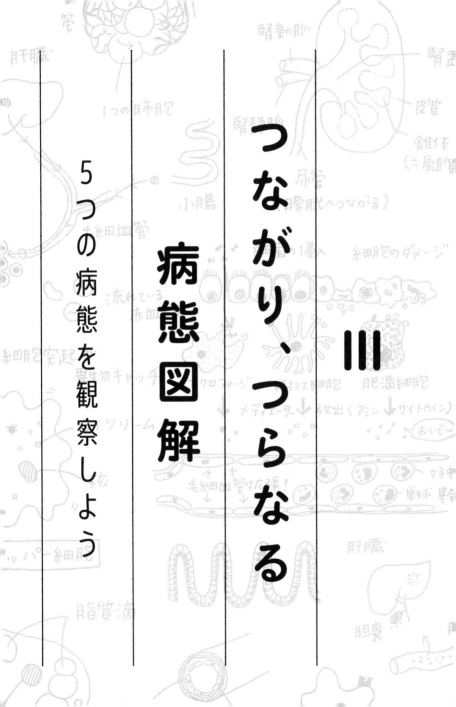

0.
つながり、つらなる病態

人体の仕組みについて、サプライチェーンにたとえて説明してきましたが、なんとなくイメージがつかめたでしょうか。「正常」がある程度理解できたところで、いよいよ「病態」について考えていきましょう。

病態とは病的な状態を意味しますが、大別すると、量的なものと質的なものに分けることができます。

正常の反応は〝ほどよさ〟が大切です。過剰だったり不足だったりすれば、人体サプライチェーンの需要と供給が崩れます。また、それが一定の期間持続し、細胞にダメージが出てくれば、病的な状態になります。

質的なものとしては、機能的なものと器質的なもの、そして先天的なものと後天的なものに分けられます。

機能的なものと器質的なものは、それぞれ働きに異常があるのか、形に異常があるのかということです。別の反応が起こってしまう場合は機能的な病的状態ですし、あとで詳しく述べる腫瘍性疾患は、細胞の形態の異常に端を発し、組織構造もおかしくなりますので、器質的な病的状態です。

先天的な異常は胎児の段階ですでに何らかの機能、あるいは器質に異常をきたす場合をいいますが、後者は特に「奇形《きけい》」と呼ばれます。

〝ロビンス〟と呼ばれる名高い病理学の教科書（『Robbins and Cotran PATHOLOGIC BASIS OF DISEASE 9th editions』）では、一般病理学（General Pathology）と臓器ごとの疾患が説明されている系統病理学（Systemic Pathology）に分けて、様々な病態が説明されています。一般病理学の章では、次のように8つの病態が分類されています。

①炎症と創傷治癒（Inflammation and Repair）
②循環器疾患（Hemodynamic Disorders, Thromboembolic Disease, and Shock）
③遺伝性疾患（Genetic Disorders）
④免疫性疾患（Diseases of the Immune System）
⑤腫瘍（Neoplasia）
⑥感染症疾患（Infectious Diseases）

⑦環境と栄養疾患（Environmental and Nutritional Diseases）
⑧幼児や小児の疾患（Diseases of Infancy and Childhood）

このうち、③の遺伝性疾患は先天的な疾患であり、⑧の幼児や小児の疾患の要因にもなります。それ以外のものは、後天的な病態が中心です。

このように分類はされていますが、病態は単独で起こるものではありません。人体サプライチェーンで正常な身体の仕組みを見てきましたが、つねに臓器同士、組織同士、細胞同士は連絡を取り合い、協調し合って活動していますから、どこか一箇所に異常が起これば、その異常は、ほかの細胞や組織、臓器にも影響を及ぼします。よって、病態自体も必ず関連があります。

本書では、特に後天的な病態で、かつ互いに関連し合う5つの病態をピックアップして説明していきたいと思います。①炎症、②循環障害、③感染症、④腫瘍、⑤代謝障害の5つです。また、その都度、具体的な「病気」についてもあわせて解説していきます。

1. 炎症

「ゆるゆる→パンパン→カチカチ」と進む

「あ〜、炎症が起きていますね」の「炎症」って何？

「炎症」という言葉は、よく聞きますよね。風邪を引いたときに「のどに炎症がありますね」といわれたり、捻挫をしたときには「炎症が起きているから、よく冷やして」とアドバイスされたりします。

漠然と、熱を持ったりして腫れている状態を炎症というのかなぁと思っておられる方が多いでしょうか。では、病理学的に炎症とは、どういう病態なのでしょうか。

「炎症」とは、病原体の感染や別の理由で何らかのダメージを受けた組織に、血管やリンパ管を介して生体を防御するための細胞や物質が運ばれる反応をいいます。量的にも質的にも、いつもと異なる物質が一箇所に運搬されるという〝人体サプライチェーンの緊急態勢〟です。

炎症と聞くと悪いイメージがありますが、炎症が起こらなければ生体にとってよからぬことが生じていても気づくことができませんし、その異常事態から回復することはできません。生きていく上で必須の防御反応が、炎症なのです。よって炎症は、あらゆる病態と必ず連動するといえます。

ここでは炎症の過程、要因、種類、そして治癒について解説していきます。

炎症のプロセスは、「ゆるゆる↓パンパン↓カチカチ」

では、炎症のプロセスを見ていきましょう。オノマトペで表現すると、「ゆるゆる↓パンパン↓カチカチ」という3段階で進みます。3段階めのカチカチに行くときと行かないときがありますが、これについてはのちほど詳しく説明します。

第1段階：ゆるゆる

組織中には、異常を感知するためのパトロール細胞がいくつか存在しています。

ゆるゆる

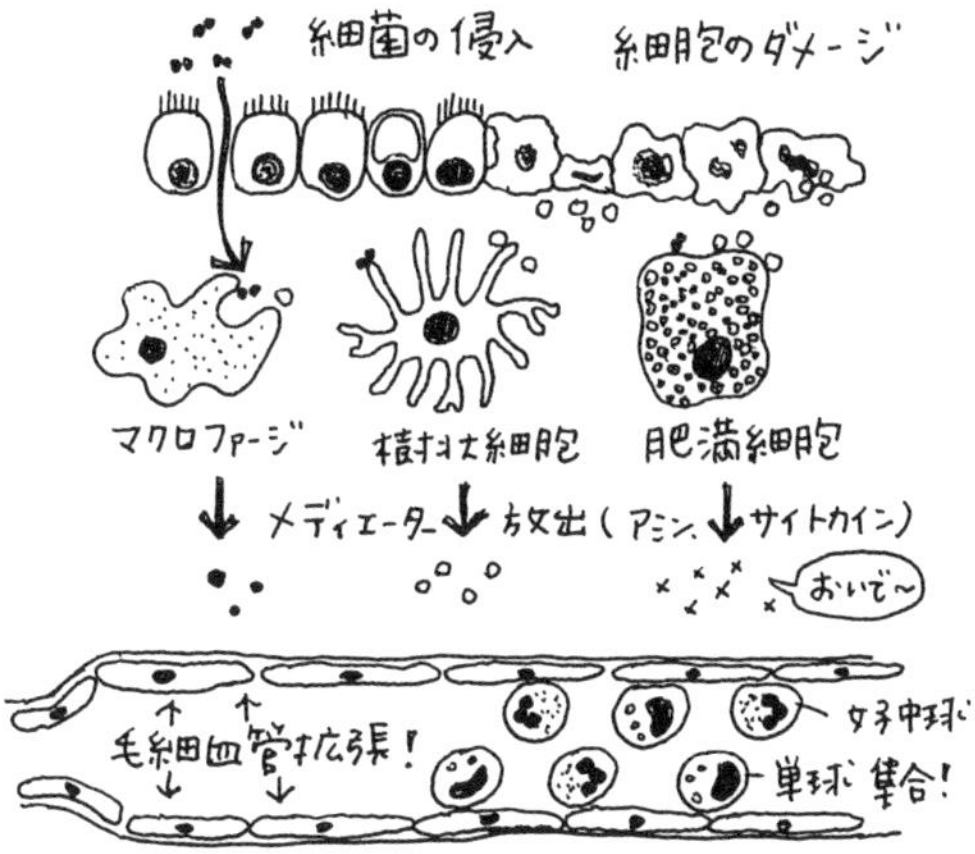

それは、樹状《じゅじょう》細胞やマクロファージ、肥満細胞といった免疫担当細胞たちですが、病原体が侵入したり怪我をしたりして細胞の一部がダメージを受けると、そのシグナルをいち早くキャッチし、アミンやサイトカインという名前の物質（メディエーター）を放出します。いわゆる、警報物質ともいえるものです。

すると、メディエーターに誘われ、血液中に流れていた白血球たちが、異常が発令された場所に動員されます。その際は、毛細血管が拡張して血管の流れがゆるやかになります（流れがゆっくりになって血液がとどまることを「うっ血」といいます）。

毛細血管は拡張するだけではなく、血管の内側をびっしりと覆っている内皮細胞の間が「ゆるゆる」と開き、白血球や血漿蛋白が血管の外にしみ出しやすくなります。この状態を、「毛細血管の透過性が

パンパン

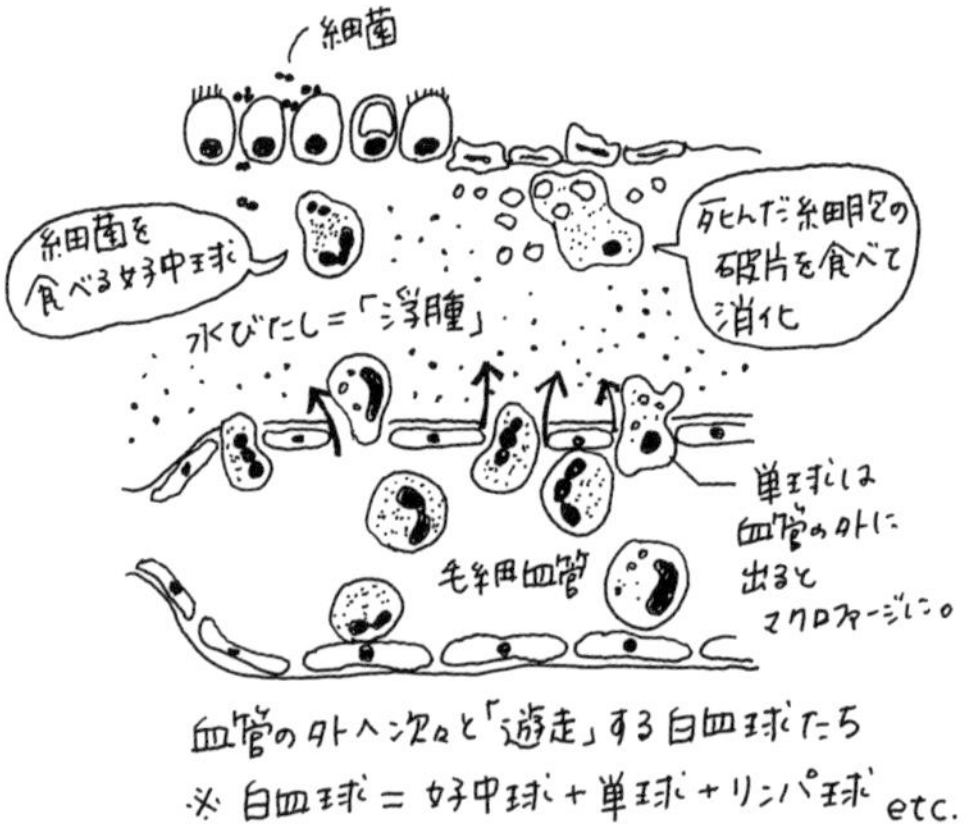
細菌
細菌を
食べる好中球
死んだ細胞の
破片を食べて
消化
水びたし＝「浮腫」
単球は
血管の外に
出ると
マクロファージに。
毛細血管
血管の外へ次々と「遊走」する白血球たち
※白血球＝好中球＋単球＋リンパ球 etc.

亢進《こうしん》する」といいます。

第2段階：パンパン

血管の透過性が亢進すると、血液の液体成分（血漿成分）が血管の外に向かい、その部分が水浸しになり、「パンパン」に腫れます。この状態を「浮《ふ》腫《しゅ》」といいます。みなさんが、「炎症が起きている部分って、熱を持ったり腫れたりするなぁ」と思われるのは、まさにこの段階を感じているということです。

水浸しとなった組織では、白血球や蛋白質が活発に活動します。そこに存在する病原体や死んでしまった細胞を食べたり、あるいは抗体によって病原体を攻撃したりするのです。

白血球の細胞質には酸化酵素がたくさん含まれていて、食べた病原体や死んでしまった細胞を消化し

カチカチ

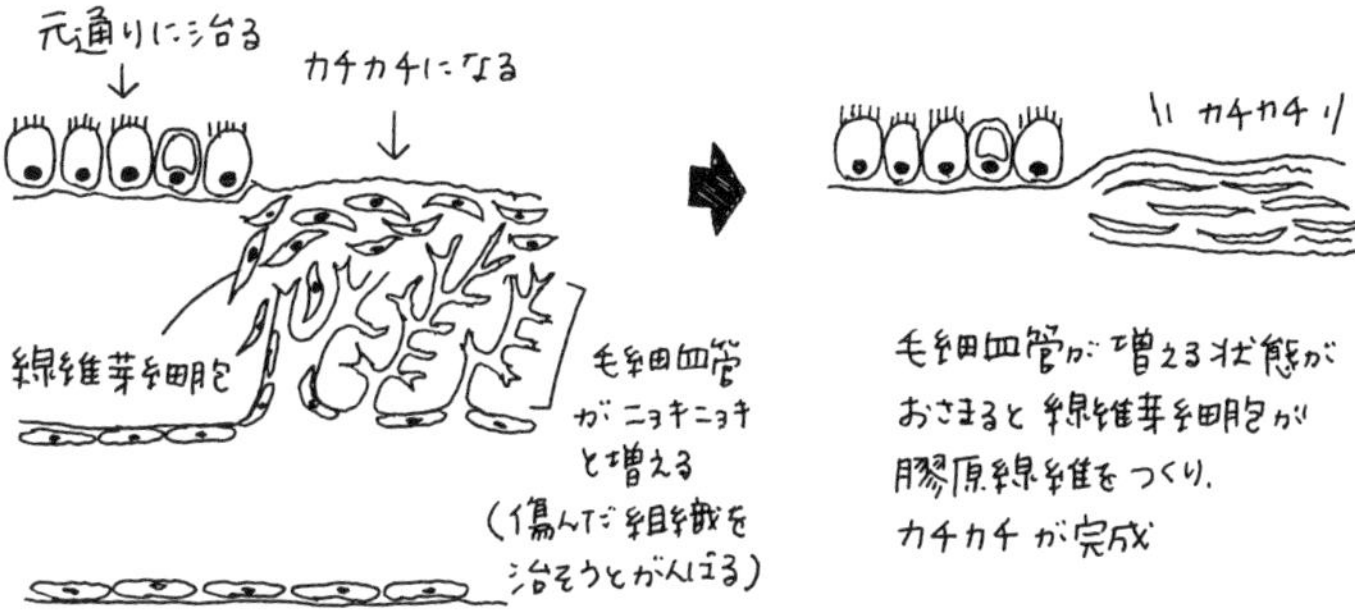
元通りに治る
カチカチになる
線維芽細胞
毛細血管がニョキニョキと増える
（傷んだ組織を治そうとがんばる）
“カチカチ”
毛細血管が増える状態がおさまると線維芽細胞が膠原線維をつくり、カチカチが完成

ます。病原体を貪食した白血球も死んでしまうので、死んだ白血球の残骸もマクロファージが一所懸命食べて、お掃除します。

第3段階：カチカチ

白血球は病原体を退治しますし、壊死した組織を食べて異常事態を修復しようとがんばりますが、がんばりすぎると正常な組織にダメージを起こします。よって、これらの白血球の働きは調整される必要があります。様々な因子の協調によって、適度なところで、これらの白血球の働きが終息に向かうのです。この場合は、「カチカチ」にはならずに済みます。

ところが、細胞がたくさん死んでしまった場合などは細胞だけで元通りになることが難しく、線維芽《せんいが》細胞という細胞など、細胞外の基質を作る蛋白質や細胞が動員されてきて、炎症で荒廃してしまった部分を治します。この場合は、「カチカチ」に硬くなって治ります。

以上、「ゆるゆる→パンパン→カチカチ」の3段階で炎症について説明してきました。人体サプライチェーンに当てはめると、配送センターの異常な状態を意味します。

配送センターである毛細血管網は、組織や細胞に様々な物質を運び入れたり、逆に細胞が産生したものを運び出したりする働きがあります。この配送センターの機能が大きく変化するのが、炎症です。組織を修復するために、いつもと異なる物質の出し入れが行われている病態なのです。

炎症は物流の異常事態！　その原因は？

具体的に、どんな場合に炎症が起きるのか、考えてみましょう。

感染症

炎症のプロセスでお話ししたように、炎症は免疫担当細胞が病原体の侵入や細胞の壊死を感知することによって始まりますから、代表的な炎症の原因は、細菌やウイルスに代表される感染症になります。

組織の壊死

細胞が集団で一気に死ぬ状態が、組織の壊死です。細胞の壊死は感染症によっても引き起こされますが、細胞が一気に死ぬという組織の壊死は、どんなときに起こるのでしょうか。

その原因は、あとでお話しする「循環障害」によるものです。血管が詰まると、その先に酸素が運べず、細胞たちが酸素欠乏によって死んでしまいます。これを虚血性壊死といいます。あとで詳しく説明しますが、脳梗塞や心筋梗塞などが、この状態です。ほかには火傷や擦り傷、切り傷など外傷によっても組織の壊死が起こります。

異物

異物の存在は、炎症を起こす原因となります。異物とは、本来そこにはないものという意味で、自己のものと非自己のものがあります。

たとえば、皮膚の垢を角質といいますが、皮膚の毛包（毛の根元の部分です）の部分が

破れた粉瘤

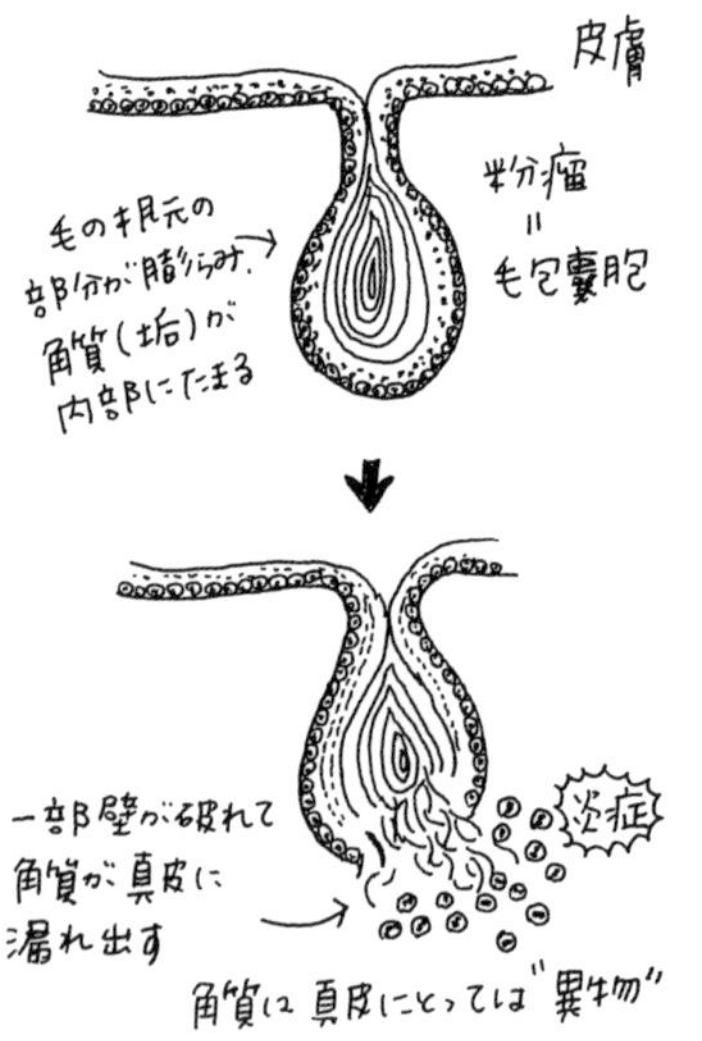
皮膚
粉瘤
＝
毛包嚢胞
毛の根元の
部分が膨らみ、
角質（垢）が
内部にたまる
炎症
一部壁が破れて
角質が真皮に
漏れ出す
角質は真皮にとっては"異物"

ふくらみ、その中に角質が貯留する毛包嚢胞《もうほうのうほう》というものがあります。粉瘤《ふんりゅう》と呼ばれることも多いのですが、この嚢胞が破れて角質が周りの真皮に漏れ出ると、強い炎症を起こします。

角質は自分のものですが、本来角質は皮膚の垢として身体の表面にあってはがれ落ちるものであり、真皮には存在しないものです。「本来そこにないはずのもの」はすべて、免疫担当細胞には「非自己」と認識され、攻撃の対象になり、結果的に炎症を起こすことになります。

出血も炎症の原因となりますが、血液は本来血管内にあるものだからです。ほかに、外科手術で用いた糸や、外傷によって組織の深いところに入り込んだ土壌などが原因で、炎症を起こすこともあります。

異常な免疫反応

異常な免疫反応は、炎症を引き起こします。つまり、免疫担当細胞が暴走してしまった場合です。本来、攻撃の対象にする必要のないもの、対象にしてはいけないものを攻撃しだすと、それが原因で炎症を起こします。たとえば、花粉症や気管支喘息などのアレルギーは、過度な免疫反応によるものです。また、病原体など「非自己」を攻撃するはずの抗体が自分の身体を攻撃することによって引き起こされる「膠原病《こうげんびょう》」でも、炎症が起きます。膠原病は、「自己免疫性疾患」のひとつです。

慢性炎症の要因

今までの説明は、主に「急性」の炎症にフォーカスを当ててきました。みなさんが今まで抱えてきた炎症のイメージである、腫れたり熱を持ったりするというような特徴は、急性炎症の特徴であるといえます。では、慢性炎症とはどんな状態なのでしょうか。

慢性炎症とは、文字通り慢性的に炎症が起きている状態をいいます。数週間や数ヶ月にわたり、組織の障害とそれを修復しようとする反応が持続するということです。では、慢性炎症は、どういったことが原因で生じるのでしょうか。

まず、持続的な病原体の感染が挙げられます。

肝炎ウイルスは肝細胞に感染し、急性の炎症を起こします。その中でもC型肝炎ウイルスは、特に急性の炎症所見がとても弱く、気づかれないうちに肝細胞内に潜伏します。C型肝炎ウイルスが免疫反応による攻撃をどのように回避しているのか、その詳細はわかっていませんが、持続的なC型肝炎ウイルスの感染は慢性の炎症を引き起こし、肝硬変や肝細胞がんの原因になります。

細菌では、胃に感染するヘリコバクター・ピロリが慢性胃炎の要因となりますし、慢性胃炎によって傷めつけられた胃粘膜から、がんが発生しやすくなります。

このように、宿主からの攻撃を回避できる能力を獲得した病原体は、静かに細胞の中に潜伏しつつも、慢性の炎症を絶えず引き起こすことがあります。

また、自己免疫疾患と呼ばれる自分の細胞を自分の免疫が攻撃してしまう疾患は、慢性炎症の要因となりますし、動脈硬化の要因となる動脈にこびりついた変性した脂質や、吸入されて肺の組織に沈着したアスベストなどの物質も、慢性炎症の原因になります。

つまり、「異物」として体内に存在し続け、絶えず免疫担当細胞を刺激し続けるものが、慢性炎症の原因となります。

全身の炎症とは？

急性と慢性の炎症について説明しましたが、炎症には局所のものと全身のものがあります。局所の炎症については、前述したように血管から白血球や血漿蛋白が組織に誘導されるというようなことが起きています。

では、全身の炎症といった場合は、どんな反応を指すのでしょうか。

主に、3つの全身の炎症反応があります。脳からの指令による発熱、肝臓での急性炎症蛋白の産生、そして骨髄における白血球の産生亢進です。

発熱が、いちばんなじみがある症状だと思います。これは局所の炎症で、メディエーターとして働いていた因子に類似した物質が全身をめぐることで生じます。小さな外傷などでは、局所の炎症反応でとどまることも少なくありませんが、病原体に感染した場合は局所だけではなく、全身の炎症反応も一緒に起こることが多く、その主な症状が「発熱」というわけです。

この場合は、全身のサプライチェーンの様相が大きく変わります。さきほど説明したように、炎症は特に配送センターの機能が大きく変化することをいいます。

全身の炎症では、局所および肝臓で生成された警戒物質であるメディエーターが全身をめぐります。発熱しているときは免疫担当細胞が活発に病原体と闘い、また免疫担当細胞をいち早く炎症の場に送り届けるために、血液の流れが大きく変化していくのです。詳しくは、感染症のところで説明します。

おさまれ、炎症！

急性であっても慢性であっても、炎症は早く治まってほしいですね。では、どうやったら炎症は治まるのでしょうか。それには、要因が取り除かれることが必要です。急性炎症から考えてみましょう。

感染症であれば、病原体やその病原体が放出する毒素などがなくなれば、炎症は治まります。組織の壊死や異物なども、それらがマクロファージなどによって消化されてきれいになれば、炎症もなくなります。

一方、慢性炎症は厄介です。急性炎症と同様で、やはり原因となる物質が除去されれば炎症は治まる方向に向かいますが、その除去がなかなかうまくいかなかった場合、そのままだらだらと炎症が続いてしまいます。

慢性炎症の中でも最も厄介なものが、自己免疫性疾患でしょう。自己免疫性疾患は、自分の細胞が免疫担当細胞たちの攻撃対象になってしまう病気です。自分の細胞を除去するわけにはいきませんから、この病気の慢性炎症を治すのは、とても難しいのです。炎症自体の力をゆるめるステロイドや免疫抑制剤を使うことになりますが、過度に使用すれば免疫力を抑えすぎ、病原体に対する攻撃の力も弱まってしまうので厄介です。

それでは、ここでその厄介な慢性炎症疾患である自己免疫性疾患、特に膠原病について、代表的な疾患である関節リウマチを例に取りながら、もう少し詳しく見ていきましょう。

膠原病とその代表疾患「関節リウマチ」

膠原病って何？

膠原病の「膠原」とは、コラーゲンのこと。コラーゲンは細胞と細胞、組織と組織をつなぎ、人体の構造を支持する役割を担っています。このコラーゲンを中心とした結合組織に炎症が起こる病気の総称が「膠原病」で、1942年に病理学者であるクレンペラー先生が提唱した概念です。

原因が不明のことも少なくないのですが、自分の免疫細胞が自分自身の細胞を攻撃する「自己免疫反応」が炎症の要因であることが大半です。自分自身を攻撃する抗体を「自己抗体」といいますが、膠原病の種類によって特有の自己抗体がいろいろと知られています。

どんな種類があるの？

結合組織の中には血管が含まれていますが、膠原病は結合組織を構成するコラーゲンに炎症を起こす病気と、血管に炎症を起こす病気に大別されます。

前者は、関節炎が主症状である関節リウマチとそれに類似した病気、そして、それ以外のコラーゲン全般に炎症を起こす様々な病気があります。たとえば、全身性エリテマトーデスや全身性強皮症、ベーチェット病といった、実に様々な病気があります。

一方、血管に炎症を起こす病気は血管炎症候群といわれていますが、病気によって炎症を起こす血管の太さが異なり、症状も変わってきます。

関節リウマチとは?

関節リウマチは、膠原病の中でいちばん患者さんの多い病気です。日本には、70万〜120万人の患者さんがいると報告されています。有病率は1%弱、男女比は約1対3で、中年女性で発症することが多いのが特徴です。慢性的に関節炎が起こり、次第にそのほかの全身症状も起こる病気で、リウマトイド因子や抗CCP抗体という名前の自己抗体が見られます。

リウマトイド因子というのは、IgGという免疫グロブリン(抗体)のFc部分(尾っぽ)に対する自己抗体です。ものすごくややこしいですね。抗体に対する自己抗体、ということです。

抗CCP抗体というのは、炎症を起こした関節表面の滑膜にあるシトルリン化蛋白

自己抗体

◆リウマトイド因子

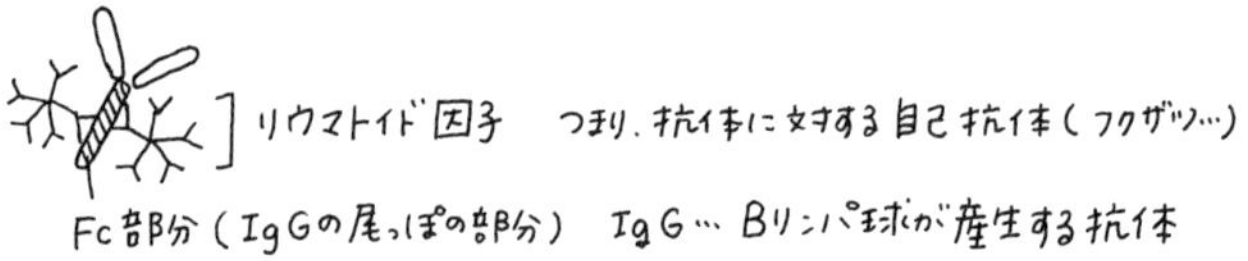

◆抗CCP抗体

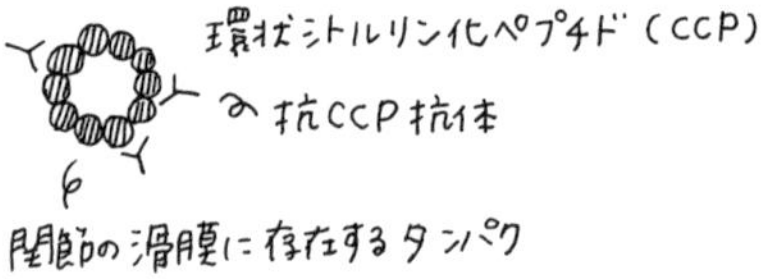

という、蛋白質に対する自己抗体です。リウマトイド因子は、関節リウマチ以外の膠原病やほかの病気でも陽性になることが多いのですが、抗CCP抗体のほうが特異度が高いといわれています。

Ｉ章でお話ししたように、「この抗体が陽性であれば、即、関節リウマチなんだ！」という万能な検査項目はなく、いくつかの自己抗体検査の結果とどんな症状があるかを総合的に見て、診断されます。

どんな症状が出るの？

朝、手がこわばって動かしにくいといった症状や、手の指や足の指が腫れている（特に、指の根元と真ん中の関節が中心に腫れます）というような症状から始まります。

これは、関節を覆う滑膜という結合組織に炎症が起こるからです。

病状が進むと、膝などの大きな関節の炎症や、関節以外の全身の症状が出現していきます。関節炎が進行すると、慢性炎症がずっと継続するということですから、関節の破壊が進んで、関節の変形が強く出てきます。

全身の症状で厄介なのは、間質性肺炎とアミロイドーシスという病態です。

間質性肺炎は、肺の壁に炎症を起こす病気です。炎症が継続してしまうと、肺線維症という状態に進展します。炎症は、「ゆるゆる↓パンパン↓カチカチ」の順番で進むという話をしましたが、まさに繰り返される炎症によって肺胞の壁が線維によってカチカチに硬くなってしまうのが、肺線維症です。肺胞が伸び縮みできずに空気が入らない状態になり、進行すると、呼吸不全になってしまいます。

アミロイドーシスは慢性的に炎症が続くことで、異常な蛋白であるアミロイドが全身の臓器に沈着する病気です。人体サプライチェーンでは、必要な物質が細胞たちに送られ、不要なものは運び出され、肝臓や腎臓を経由して体外に排出されます。

ところがこの異常な蛋白は、細胞の周りの結合組織にこびりつき、そこにとどまってしまうのです。加工工場や流通の通り道で、アミロイドがごみのようにあふれて物流の邪魔をすることになります。アミロイドーシスが進むと、全身の臓器の働きが落ちてしまいます。

どんな治療をするの？

関節リウマチの治療は、薬物療法が中心になります。関節の変形が進んで痛みや運動の制限が強い場合は、手術が行われる場合もあります。

リウマチ治療薬の代表例はメトトレキサートという免疫抑制剤で、高濃度では抗がん剤としても使われる薬です。それ以外にも、ＪＡＫ阻害薬やそのほかの生物学的製剤といわれる薬で、過剰になった免疫細胞の働きを抑えます。

免疫の不思議①　なぜ免疫担当細胞は自己と非自己を見分けられるの？

ところで、なぜ免疫担当細胞は、自己と非自己を見分けることができていて、非自己にだけ攻撃を仕掛けることができるのでしょうか。

37兆個もある身体の細胞は、臓器によってその形も働きも異なります。それらの多様な細胞たちを、なぜ自己だと認識できるのでしょうか。

実は、全身の細胞たちはみな「自己」というサインを細胞表面に出しているのです。

MHCクラスⅠ分子

核をもつすべての細胞にMHCクラスⅠが発現

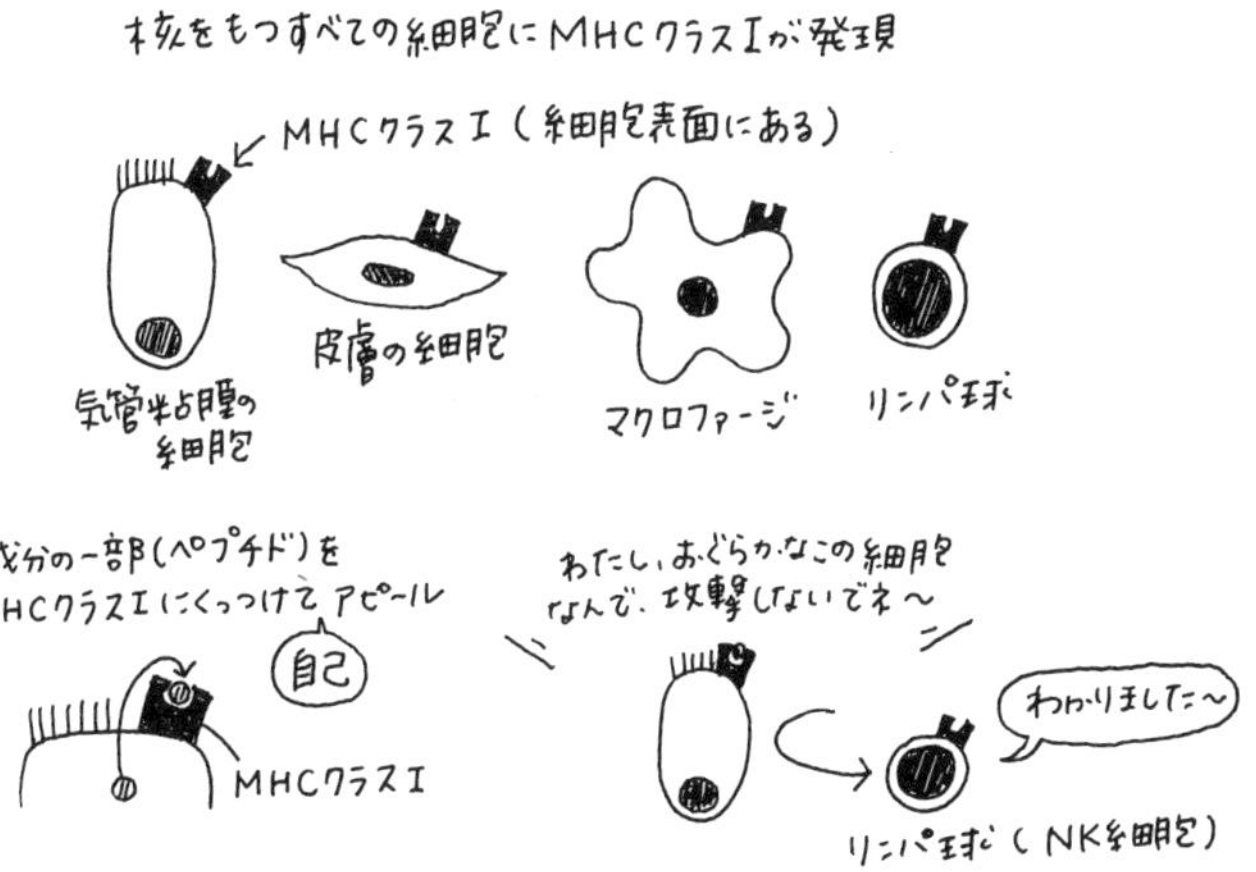
気管粘膜の細胞
皮膚の細胞
自分の成分の一部（ペプチド）をMHCクラスⅠにくっつけてアピール
わたし、おだやかなこの細胞なんで、攻撃しないでネ〜
わかりました〜
リンパ球（NK細胞）

これは、MHCクラスIという分子です。細胞は自分が作った抗原をペプチド（アミノ酸で作られたもの）にして、MHCクラスI分子にくっつけて細胞表面に出しています。このサインを見て、免疫担当細胞は自己だと認識し、攻撃を加えないのです。

細胞が病原体の侵入や外傷などによって壊れてしまうと、このMHCクラスI分子が出なくなります。すると、免疫担当細胞は「もう自分ではない！（＝非自己）」として、攻撃を加えていきます。

免疫の不思議② なぜ自分を攻撃しないで済んでいるの？

免疫反応において、自己の成分（自己抗原）に対して反応を起こさないことを、「自己寛容」といいます。自己に寛容……自分に甘い……自分の性格のことかと思いましたが、免疫担当細胞たちも自分には甘いんですね（笑）。

自己寛容のメカニズムは、ふたつあるといわれています。ちょっと難しいですが、中枢性自己寛容と末梢性自己寛容というものです。

中枢性自己寛容とは、自己抗原に反応しそうな細胞が未熟な段階で除去されることです。免疫担当細胞には、Bリンパ球とTリンパ球があります。いずれのリンパ球も骨髄（一部は胎児のときに肝臓などで）で誕生するのですが、Bリンパ球はその後リンパ節で、Tリンパ球は最初に胸腺という臓器で「教育」されます。

胸腺では、恐ろしい選別が行われます。第1段階では、赤ちゃんリンパ球の中で自己の細胞を見分けることができないおバカな子は殺されてしまいます（正確にいうとアポトーシス（細胞の自殺）させられます）。その後の第2段階では、自分の細胞を攻撃してしまう悪い子が、やはりアポトーシスさせられます。

この2段階の厳しい選抜に残ったTリンパ球は、わずか数パーセントしかありません。Bリンパ球も似たような選抜試験をくぐり抜けます。骨髄やリンパ節において、自己抗体を作る悪い子やぼんやりしていて抗体をしっかり作れない不器用な子は、やはりアポトーシスさせられてしまいます。

自己寛容のメカニズム

◆中枢性自己寛容

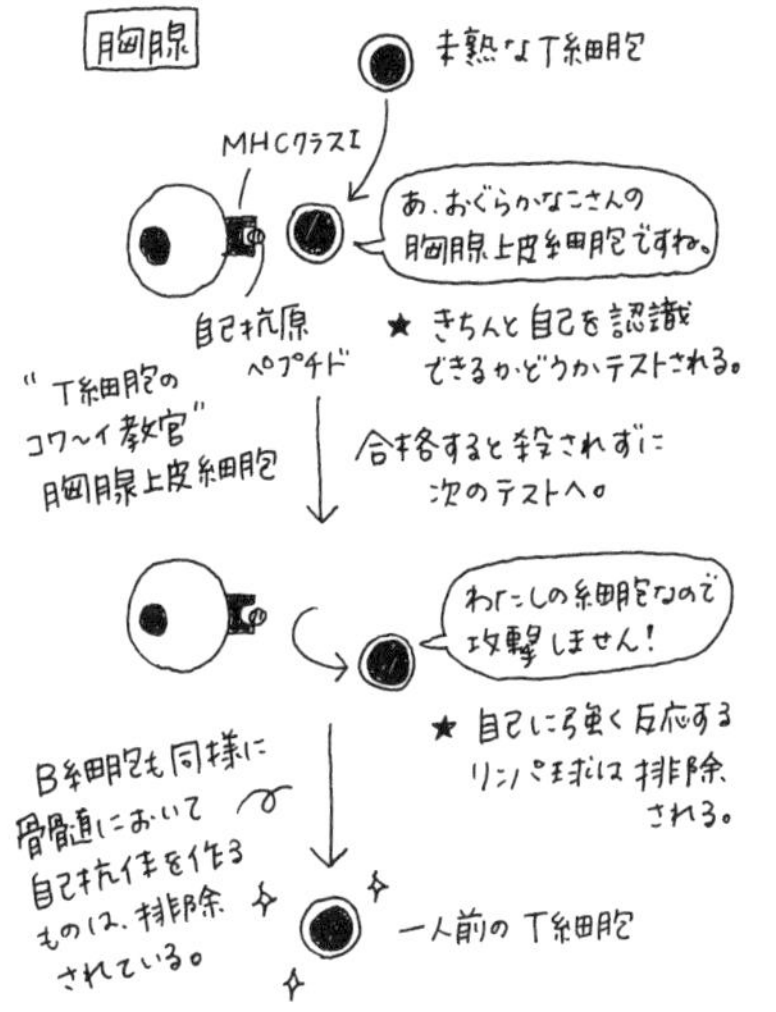

◆末梢性自己寛容

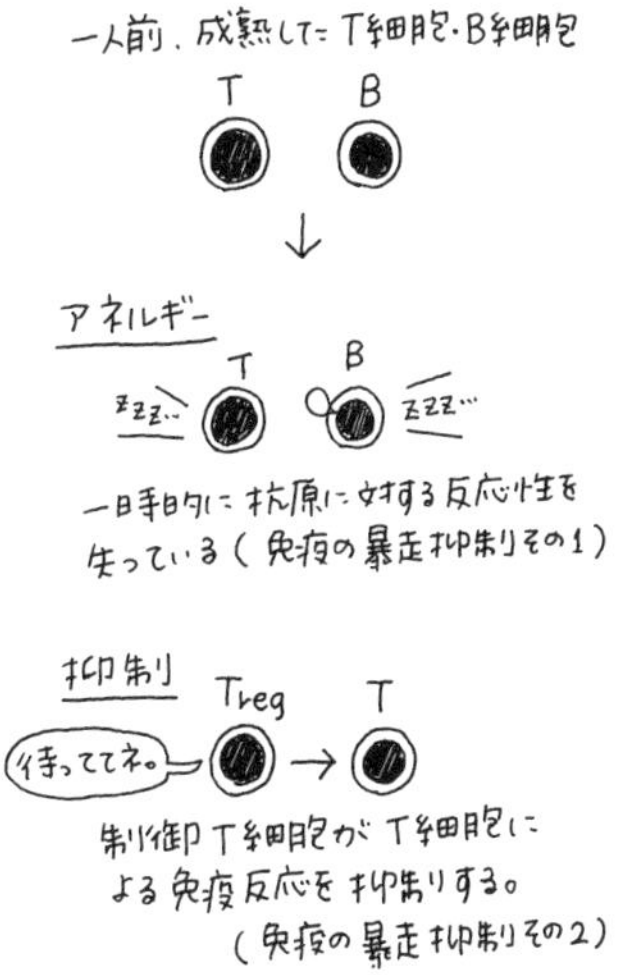

末梢性自己寛容は、さらに複雑な話になります。簡単に説明すると、成熟したBリンパ球やTリンパ球がちょっとした刺激によって暴走してしまうことがないように、いざというときがやってくるまでは、抗原に対する反応がオフにされていたり、（アネルギー）反応に対して抑制がかかっていたりすることです。

このように、様々な仕組みによって、自己抗体を作りそうなリンパ球は大部分が淘汰され、自己寛容が成立するとともに、非自己に対してはしっかり攻撃する力のある有能な免疫担当細胞たちが育てられているのです。

免疫の不思議③　自己抗体はどうやってできてしまうの？

自己寛容のメカニズムが何らかの理由で壊れてしまうと、自己に対する抗体が産生されてしまったり、自己を攻撃するリンパ球（「自己反応性キラーT細胞」といいます。これまたコワイ名前です）が誕生してしまったりして、その結果、自己免疫性疾患が起こってしまいます。

自己寛容がなぜ壊れてしまうかは、まだあまりよくわかっていませんが、いくつかの可能性が示唆されています。

ひとつは、微生物の抗原の一部とヒトの組織の抗原の一部がよく似ているため、その微生物が侵入した際に、自己の組織にも攻撃を仕掛けてしまう、というパターンです。「分子相同性による交叉《こうさ》反応」といわれています。

たとえば、溶血性連鎖球菌（溶連菌ともいわれています）の菌体の一部が、ヒトの心臓の弁膜（血流を制御している心臓のバルブ）の一部と分子相同性があって、溶連菌感染症を起こしたときに、交叉反応で弁膜にも炎症を起こしてしまう可能性が考えられています。

また、非自己の抗原の一部と自己の抗原の一部がくっついて複合体を形成し、それによって自己抗原にも反応してしまう場合や、ふだんリンパ球などの免疫担当細胞から隔離されていて出会うことのなかった細胞の一部が、怪我や疾患などによって、そのバリアが壊されてしまい、免疫担当細胞と出会うことで免疫反応が起きてしまう場合が考えられています。

免疫については、まだまだわからないことがたくさんあります。免疫の話は、感染症のところでまた詳しくお話しします。

自己寛容が壊れてしまう理由

◆その1．誤認

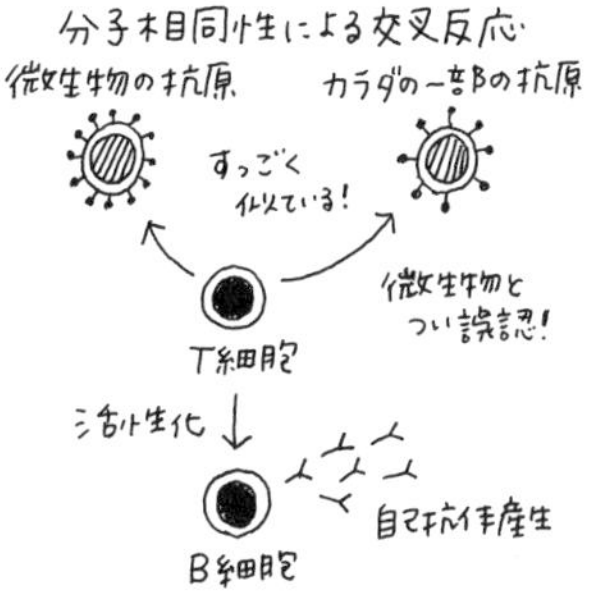

◆その2．一緒に反応

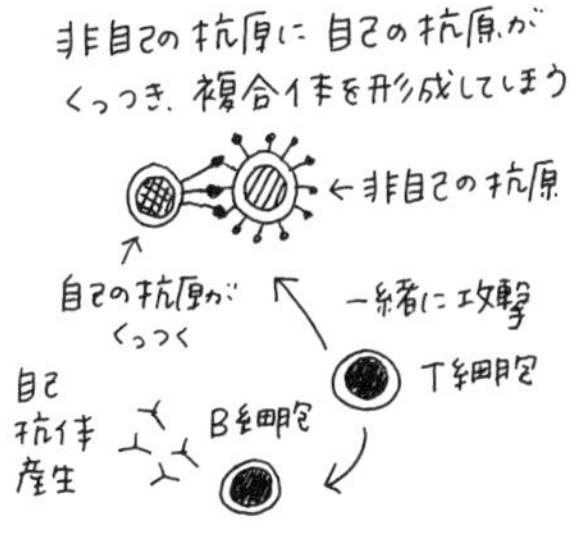

◆その3．バリアの崩壊

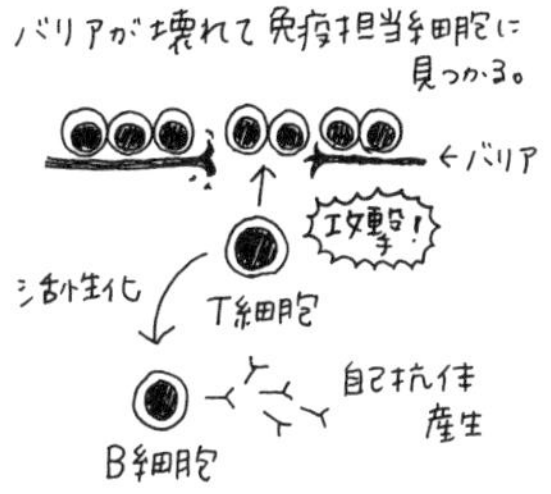

炎症の治し方

再び、炎症全般の話に戻りましょう。

炎症を治すには、どうしたらいいでしょうか。今まで説明してきたように、根本的にはもとの原因を取り去る必要があります。それが難しい場合は、炎症によって引き起こされる細胞のダメージを最小限に抑えるために、ステロイドや免疫抑制剤、あるいは消炎鎮痛剤のような薬が使われます。

世の中の抗炎症作用があるといわれている薬剤は、たしかに炎症に伴う発熱や組織のむくみやメディエーターによる痛みなどの症状をやわらげる作用がありますが、炎症の根本の原因を除去するわけではありません。そのため、やみくもに炎症を抑えることは、かえって回復を遅らせることにもなりかねません。

ですから、炎症が過度になりすぎないようにする一方で、あまり抑え込みすぎないようなあんばいが、治療の上では重要になってきます。

「傷口の治り方」傷痕が残るかどうか、それが問題！

風邪の炎症が痕に残る、という経験はありませんが、転んで怪我をした部分が痕に残ったり残らなかったりする経験は、みなさん必ずあると思います。

炎症によってダメージを受けた組織は、どのように治るのでしょうか。痕に残る場合と残らない場合は何が違うのでしょう？「ゆるゆる」→「パンパン」と進んだ炎症が、「カチカチ」に進むのか否か。それが問題です。

治癒には、大きくふたつの種類があります。「修復」と「瘢痕《はんこん》」です。

修復は、その場所にもともとある細胞や、細胞を支える主に蛋白質で構成された基質によって、傷ついた部分がすっかり元通りになることを意味します。この場合はカチカチにならず、パンパンになったところから普通の状態に戻ります。

一方、瘢痕はダメージを受けた組織を埋めるように、コラーゲンが集まることを意味します。

ダメージが軽い場合は、細胞や基質が損なわれた量が少ないため、周囲のダメージを受けていない細胞ががんばって再生していくだけで治癒が望めます。

ところが、ダメージが重い場合は、その埋め合わせができないほどに細胞や基質の欠損が大きく、足りない部分がコラーゲンによって置き換わるのです。傷痕を見ると、少しその部分だけ引きつられているように見えることもありますが、それはコラーゲンが硬く、周囲の組織を若干引っ張っているからです。

ケロイドといって盛り上がる傷痕がありますが、それはコラーゲンが過度に集まりすぎていることが原因です。

コラーゲンの集まり方は、リンパ球やマクロファージなどが放出するメディエーターによって調整されています。その調整がうまくいかないと、いつまでたっても傷口にコラーゲンが増えてこず、傷口の治りが悪くなってしまったり、あるいは増えすぎてケロイドになったりしてしまいます。いずれにしても、これがカチカチの状態です。

治癒には2種類あるといいましたが、創傷の程度によって、両者の反応が様々な割合にブレンドされて起こります。部分的にはしっかり修復できる部分があり、一部は膠原線維が集まって、瘢痕になる部分ができたりします。

みなさんがイメージしやすいのは皮膚の傷痕だと思いますが、内臓に炎症が起きても同じ反応が起きています。炎症が軽ければ修復して元通りになりますが、強い急性の炎症があったり、慢性的にずっと炎症が続いたりする場合は、カチカチの状態になってしまいます。

さきほどの肺線維症もそういう状態ですし、慢性肝炎が続くと肝硬変に移行します。肝硬変も肺線維症と同様で、膠原線維が動員される瘢痕というタイプの炎症過程が、絶えず起こるからなのです。

炎症が起きてはその部分にコラーゲンがやってきて治癒するという過程が反復されると、肝臓の組織はどんどんコラーゲンに置き換わり、本来の役目を持つ肝細胞が減っていきます。その結果、肝臓は小さく硬くなり、肝硬変となるのです。肺線維症になれば呼吸不全になりますし、肝硬変は肝不全という状態になります。

いずれも、人体サプライチェーンにおいてとても重要な機能を担っている臓器ですから、深刻です。

以上、炎症から治癒にいたるまでのメカニズムについて説明してきました。

炎症は身体のＳＯＳのサインであり、炎症によってその状態から回復ができますが、回復の過程がうまくいく場合といかない場合によって、急性の炎症が慢性に移行したり、あるいは瘢痕を残したりするような場合が生じるのです。

慢性炎症を起こす代表例として関節リウマチを挙げましたが、局所の急性炎症は身体の中で頻繁に起こっています。炎症は何らかの異常サインであり、ただちにそれに対応することで、全身の人体サプライチェーンの流れに大きな変動が起こらないように一定に保たれています。大きな変動が起きてしまった場合は、まさに生命の緊急事態となります。

炎症は、これから説明する様々な病気にも必ず連動しますので、繰り返し説明していきますね。

2.

感染症

食べたらわかる

感染と感染症のアイダ

「感染」とは、何らかの病原体が宿主の細胞に侵入したことを意味します。一方「感染症」は、その感染によって生体に何らかの反応が生じた状態をいいます。

何らかの反応とは、今まで説明してきた「炎症」を意味します。つまり、炎症と感染症というふたつの病態は、入れ子構造のような関係になっています。

感染症において、炎症が生じる理由は当然、病原体を身体から排除しようとするからです。ここでは「免疫反応」が起きています。感染症とは、何らかの病原体に対して免疫反応が起きた状態とも言い換えられます。

I章で、検査の限界について説明しましたが、ど

炎症と感染症、ふたつの病態の関係性

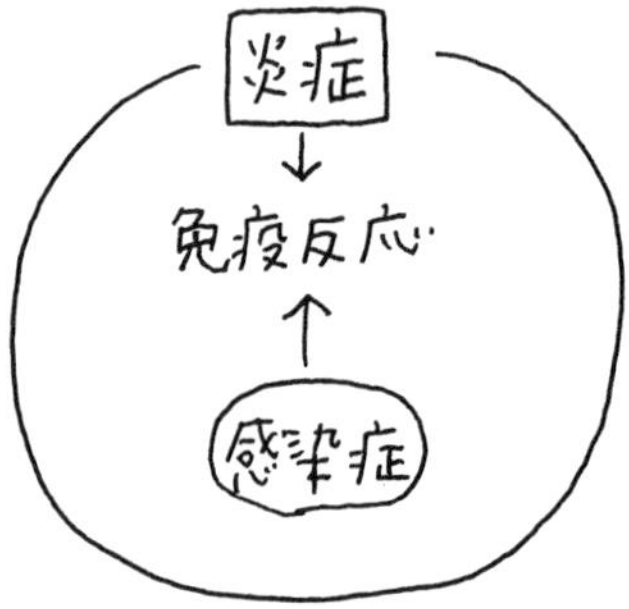

こから感染が成立し、どの時点で感染症という病気になるのかを厳密に分けることは、現実的にはきわめて難しいことです。免疫反応がどのタイミングで始まったとみなすのかも判断が難しく、それを身体の外側から確認することは、さらに困難だからです。「発熱」といった症状が、唯一のサインといってもいいでしょう。

さて、免疫反応は自然免疫と獲得免疫と大きくふたつに分けられ、このふたつが協調し、連動しながら成り立っています。どんな病原体に感染したかによっても免疫反応は少し異なりますが、それはのちほど詳しく説明します。

緊急事態！ 強盗侵入！ 侵入経路はどこ？

人体サプライチェーンにおいて、食べ物以外の異物が勝手に侵入してくることは緊急事態です。というのも、せっかく作った大切なATPを横取りされ、かつサプライチェーンの場を荒らされる危険性があるからです。

感染症が起きたときは、その病原体の侵入経路、すなわち「感染経路」を分析することがとても大切です。コロナウイルスのパンデミックにおいては、感染経路不明というのが、パンデミックの指標のひとつとして扱われていました。この場合の感染経路は疫学的な意味で、人から人への感染経路を意味します。

ここでは、一人の人間の身体の中における感染経路を考えてみましょう。感染経路には大きく分けて、外因性感染と内因性感染のふたつがあります。

外因性感染は外から病原体がやってきた場合で、内因性感染はもともと身体の中にいた微生物が何らかの要因によって病原を持った場合をいいます。

内因性感染

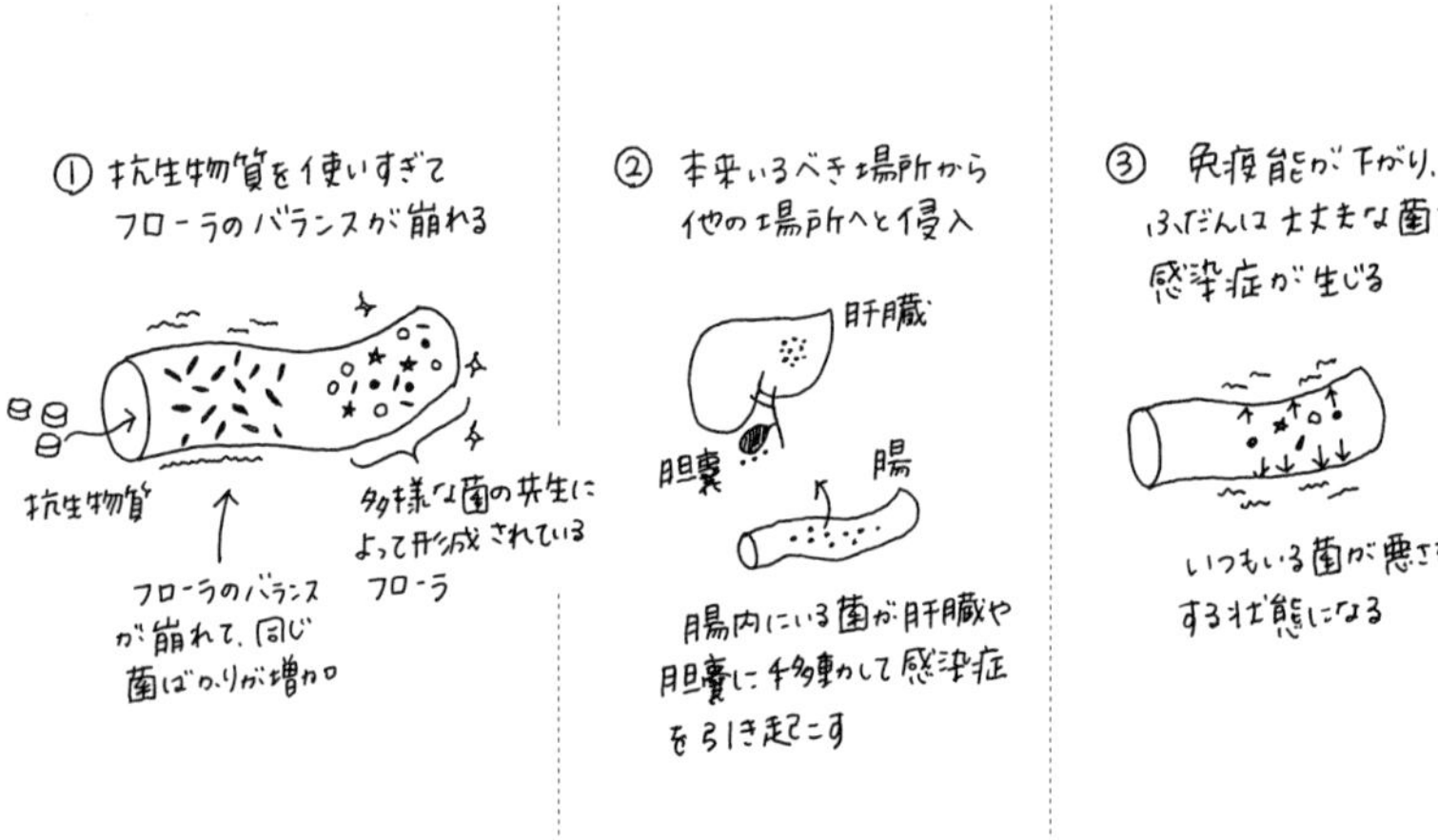
① 抗生物質を使いすぎて
フローラのバランスが崩れる
抗生物質
フローラのバランスが崩れて、同じ菌ばかりが増加
多様な菌の共生によって形成されているフローラ
② 本来いるべき場所から
他の場所へと侵入
肝臓
胆嚢
腸
腸内にいる菌が肝臓や胆嚢に移動して感染症を引き起こす
③ 免疫能が下がり、
ふだんは丈夫な菌で
感染症が生じる
いつもいる菌が悪さをする状態になる

フローラが一変して禍のもとに？

私たちの身体には無数の細菌やウイルスがもともと共生しており、常在微生物叢《じょうざいびせいぶつそう》、あるいはフローラと呼ばれています。これらの微生物をまとめると数百グラムにも達するといわれますが、皮膚や消化管には、それぞれ表皮ブドウ球菌や腸内細菌、あるいはウイルスといった微生物が棲んでいて、通常は自然免疫の一部に貢献し、病原菌から私たちの身体を守ってくれるというような、有益な働きをしてくれます。

ところが、様々な理由で、この細菌たちが原因で感染症になってしまう場合があります。これが内因性感染です。

内因性感染には、主に次の3つがあります。①抗生物質を使いすぎて常在微生物叢のバランスが崩れてしまった場合、②常在微生物叢が本来いるところから別の臓器に侵入してしまった場合、③宿主の免疫能が下がって常在微生物叢が病原性を発揮してしまった場合です。

①は医原病のひとつであり、別の感染症に対する治療によって、特に腸内細菌のバランスが著しく崩れて、細菌性の腸炎になってしまうことが代表的なものです。

②は腸管の粘膜や皮膚の表層の細胞が外傷やそのほかの疾患が原因で傷害を起こしてただれてしまい、腸管内に棲息する細菌や皮膚の表面に存在している細菌が、腸管の壁の中や皮膚の奥に菌が入り込んで炎症を起こすことです。

③は日和見《ひよりみ》感染症といわれています。ふだんは悪さをしないおとなしい弱毒の微生物たちが原因の感染症のことです。抗がん剤治療中の患者さんや重度の糖尿病患者さんなど、免疫能が著しく下がった患者さんに起こりやすい病態です。

外から侵入してくるパターンも様々

外因性感染には、水平感染と垂直感染があります。水平感染は人から人に感染する

外因性感染

◆代表的な水平感染

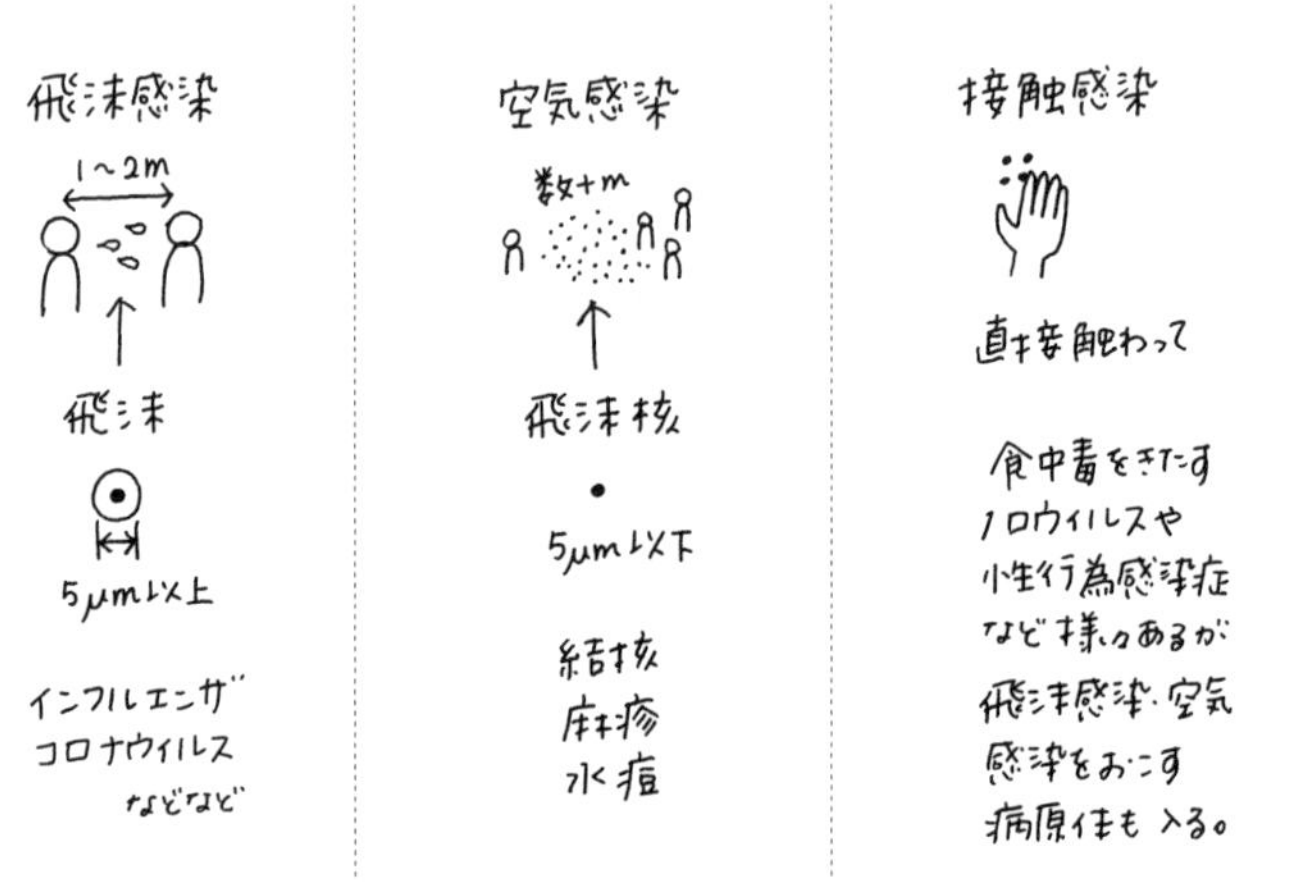

場合、垂直感染は母子感染を意味します。

水平感染は、みなさんには身近だと思います。飛沫感染、空気（飛沫核）感染、接触感染があり、これらの感染様式は複合して起こることもあります。

飛沫感染は、数メートル以内の至近距離での感染で、感染している人が咳をしたり、話をしたりしたときの飛沫を吸い込むことによるものです。この飛沫は水分をたくさん含んでいて、それは直径5㎛以上にもなります。また、水分が多いほど遠くに飛ぶことはできません。

一方、空気感染は飛沫「核」感染と呼ばれ、4㎛以下の小さな粒子が空気中を舞い、それを吸い込むことで感染します。代表例は結核や麻疹などですが、インフルエンザウイルスやコロナウイルスも、特殊な状況下では空気感染に近い状態が起こりうることも推測されています。

接触感染は汚染されたものに直接ふれ、その手で粘膜をこすったりすることで感染が起きる場合をいいます。接触感染は、病原体全般に広く共通する感染経路なので、感染制御の上では手洗いをすることが、いちばん重要です。

母子感染は、お母さんが何かの病原菌に感染していて、それが赤ちゃんにも移行してしまう場合です。母子感染にもいくつかあって、胎盤を介するものや出産時に産道で母体の血液とふれることで感染が起こるもの、母乳を介して感染が起こるものなどがあります。

小さな小さなコロナウイルスの感染方法

ウイルスは、20～300nm（ナノメートル）ほどの非常に小さな生命体です。自分自身では増殖能を持たず、宿主となる細胞を利用して増殖するため、生物の条件を満たしていないのではないかということが、長く議論されてきました。ウイルスは、非生物と生物の間にあるような〝ハンパもの〟なのです。

そのウイルスは、遺伝情報を有する核酸と、カプシドという蛋白質の殻からできて

コロナウイルスの増え方

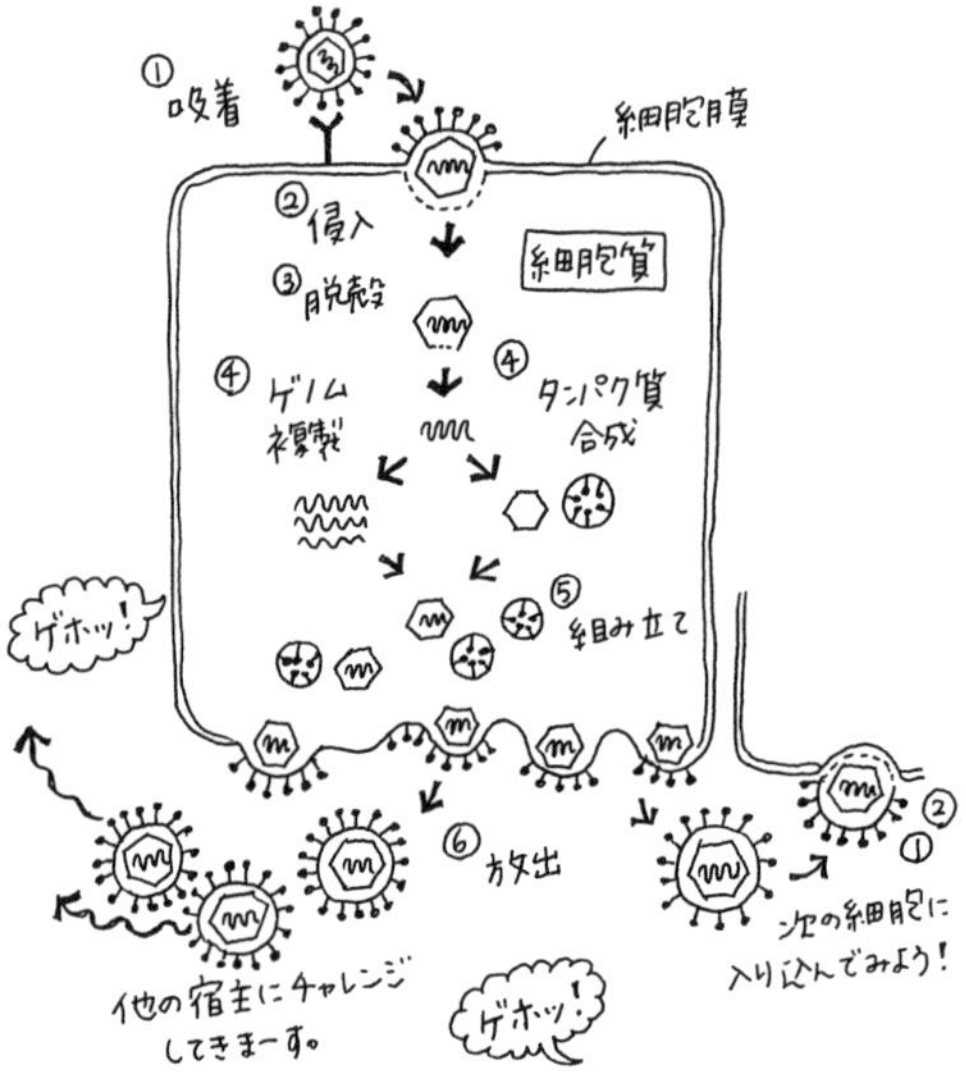

いて、外側にエンベロープという構造を持つものと、持たないものがいます。核酸には、ヒトと同じ2本鎖のDNAと1本鎖のRNAがあり、それぞれDNAウイルス、RNAウイルスと呼ばれています。

DNAウイルスには子宮頸がんの原因となるヒトパピローマウイルスや、水ぼうそうや帯状疱疹の原因となるヘルペスウイルスなどがあります。一方、RNAウイルスにはSARS、MERS、SARS-CoV-2を含むコロナウイルス、毎冬流行するインフルエンザウイルス、HIVを含むレトロウイルスなどが含まれます。

コロナウイルスは、首尾よく咽頭や気管支粘膜の細胞表面に着地すると、エンドサイトーシスという宿主細胞の取り込み作用を利用して細胞の中に侵入します。コロナウイルスも季節的に流行するインフルエンザウイルスもRNAウイルスなので、細胞質の中に入ります（DNAウイルスはヒトの細胞の核の中に入ります）。

彼らは、ヒトの細胞が持っている材料や仕組み（まさにATPから高分子化合物を作る過程）を勝手に利用して、自分の遺伝情報と身体の構成成分となる蛋白質を作ります。人体サプライチェーンの占拠、横取りです。

こうして細胞の中でたくさん増えたウイルスたちは、新しい増殖の場を求めて、細胞を壊して外に飛び出します。飛び出たウイルスは別の細胞に侵入したり、ゲホッとその人が咳をした拍子に体外に排出されたりして、別の人に感染します。

感染した細菌はどんな悪さをする？

一方、細菌はどうなのでしょうか。みなさんが聞いたことのある細菌としては、肺炎球菌や溶血性レンサ球菌、ブドウ球菌などがあるでしょうか。腸内細菌やヨーグルトに含まれる乳酸菌等も、全部細菌です。

結核菌

◆ふつうの細菌

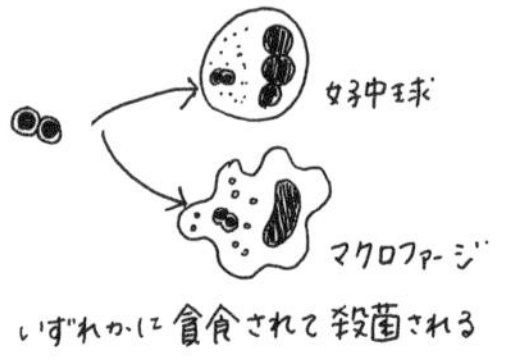
好中球
マクロファージ
いずれかに貪食されて殺菌される

◆結核菌

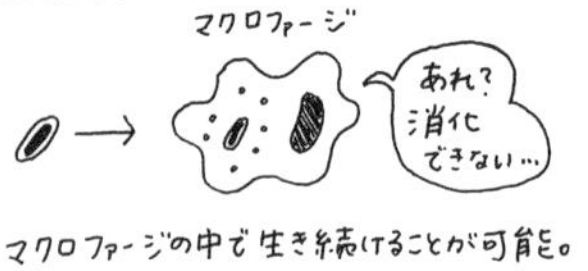
マクロファージ
あれ？
消化
できない…
マクロファージの中で生き続けることが可能。

◆結核結節

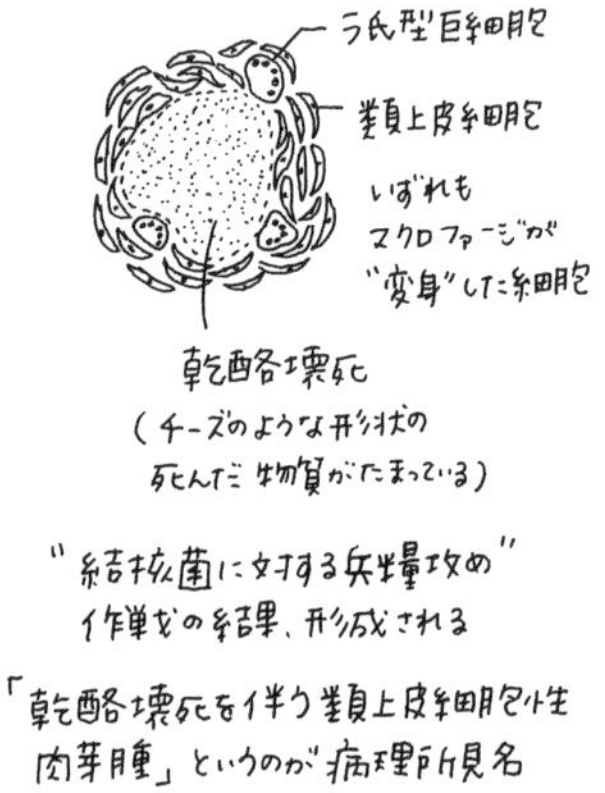
ラ氏型巨細胞
類上皮細胞
いずれも
マクロファージが
"変身"した細胞
乾酪壊死
（チーズのような形状の
死んだ物質がたまっている）
"結核菌に対する兵糧攻め"
作戦の結果、形成される
「乾酪壊死を伴う類上皮細胞性
肉芽腫」というのが病理所見名

細菌はウイルスとは異なり、自分自身で発育、増殖することができます。細胞壁を持ち、核様体といわれる遺伝情報（DNA）も持っています（人間の細胞の核のように核膜がないので、丸い形にならずひらひらしています）。

細菌は一部の菌を除き、ウイルスとは異なり、細胞の「外」で増殖します。細胞表面に付着し、周りの環境から必要な栄養素を自身で取り込みながら増殖します。酸素が好きな菌（好気性菌）と嫌いな菌（嫌気性菌）があり、自分に都合のよい環境を見つけると、そこに定着します。また、増殖した細菌はヒトの細胞を攻撃する毒素を出したりします。

結核菌は特殊な菌で、細胞内寄生菌といわれています。ウイルスのように細胞の中にしれっと入り込み、ヒトの免疫細胞の攻撃から逃れて静かに増えていくという特徴があります。細胞といっても粘膜の細胞ではなく、免疫担当細胞、それもマクロファージの中に入り込むという大胆な結核菌。マクロファージの細胞質内にある殺菌作用をかいくぐり、中で静かに増えていくことができるツワモノです。

そんな変わった特徴のある結核菌は、免疫担当細胞も攻撃しづらく、マクロファージが変化した細胞が何層も巣のように絡まってできる病変の中に結核菌を閉じ込める、という兵糧作戦に出ます。類上皮細胞肉芽腫（結核結節）といわれるものです。

では、通常の細菌やウイルスに対して免疫担当細胞たちは、どんな攻撃を仕掛けるのでしょうか。

病原体が侵入、まずは洗い流してさようなら

さきほど、自然免疫と獲得免疫について少しふれましたが、私たちの身体に侵入してきたウイルスや細菌は、自然免疫の力で排除しようとします。ここではまず、自然免疫の仕組みについて少し説明しましょう。

自然免疫とは生来備わっている基本的な免疫機構をいい、どんな病原体に対しても、まずこの自然免疫が作動します。

最初のバリア

◆皮膚の重層扁平上皮

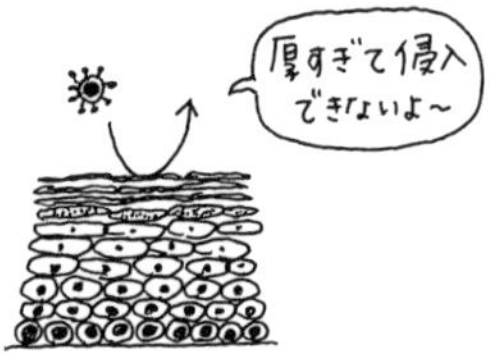

厚すぎて侵入できないよ〜

◆気管支の線毛上皮と粘液

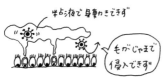

粘液で身動きできず
毛がじゃまで侵入できず

◆腸管分泌液中のIgA

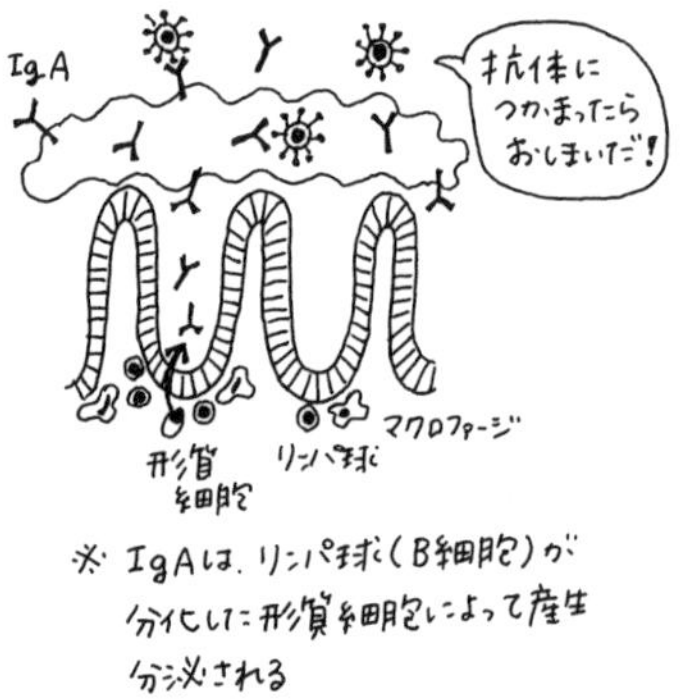

抗体につかまったらおしまいだ!
形質細胞
リンパ球
マクロファージ
※ IgAは、リンパ球(B細胞)が分化した形質細胞によって産生分泌される

作動するというお話の前に、なんといっても私たちの体表を覆っている皮膚は、病原体から私たちの身体を物理的に守る最も強力なバリアです。皮膚が全部ずるむけになってしまったとしたら、私たちはあっという間に重症の感染症になり、死んでしまいます。

皮膚の表面を構成する表皮は、重層扁平上皮という細胞からなり、ウエハースのように何重にも重なり合って構成されています。皮膚に病原体がくっついたくらいでは、病原体が体内に侵入することはまずありません。すぐに洗い流してしまえばいいのです。

人体サプライチェーンの最初の原材料調達をする気管支や消化管の粘膜も、皮膚のような構造はしていませんが、バリア機能を有しています。

たとえば、粘膜の細胞は粘液を分泌し、自分の表面を覆っています。分泌液によって病原体を洗い流すことができますし、分泌液には殺菌作用を持つ酵素や分泌型IgAという抗体も含まれています。この抗体は特定の菌ではなく、広く病原体の侵入を阻止する役目を担っているのです。

また、さきほどお話しした常在微生物叢も、外からやってくる病原体の定着を防いでくれます。気管支には、線毛というミクロの毛が粘膜の細胞の表面にびっしり生えていて、細菌やウイルスが細胞に定着して入り込もうと思っても邪魔をするのです。

このように、細胞やウイルスが私たちの身体に侵入しようとしても、なかなかそう簡単にはいかないのです。では、どうにかこうにかして細胞表面に到着できた細菌やウイルスに対して、どんな自然免疫が作用するのでしょうか。

病原体が細胞表面に到着！　さあどうする？

病原体が細胞表面に到着すると、マクロファージや樹状細胞といったパトロール細胞たちがパターン認識受容体を介して、「病原体に感染したぞ！」ということを認識します。そして、炎症を引き起こす（ほかの免疫担当細胞たちを呼んでくる）サイトカインと

自然免疫

◆ウイルス感染初期

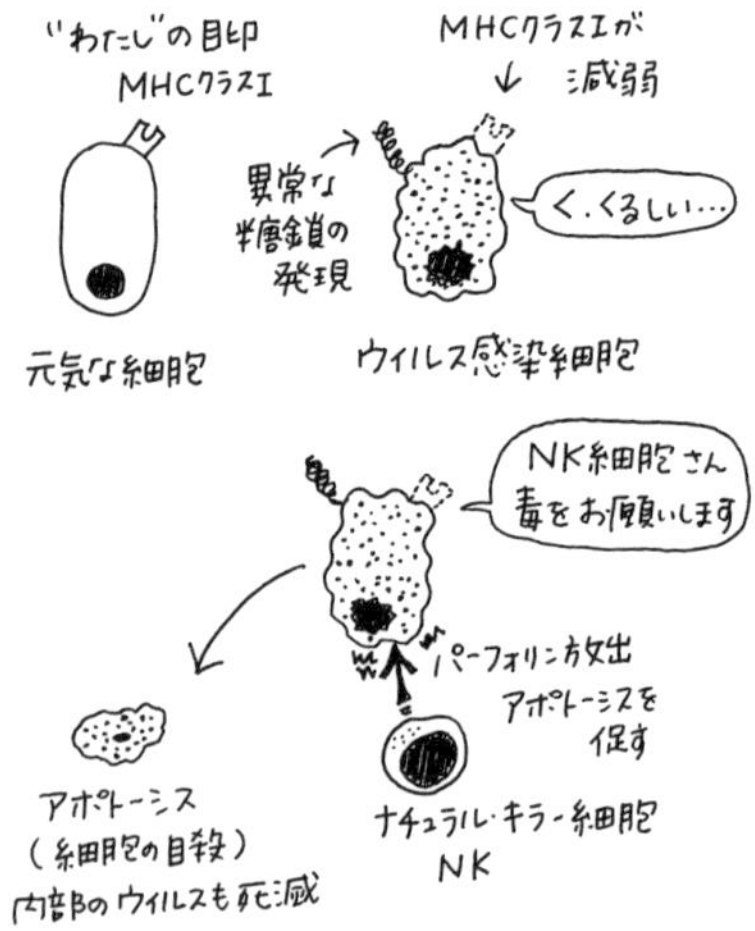
"わたし"の目印
MHCクラスI
MHCクラスIが
減弱
異常な
糖鎖の
発現
く、くるしい…
元気な細胞
ウイルス感染細胞
NK細胞さん
毒をお願いします
パーフォリン放出
アポトーシスを
促す
アポトーシス
（細胞の自殺）
内部のウイルスも死滅
ナチュラル・キラー細胞
NK

◆細菌感染初期

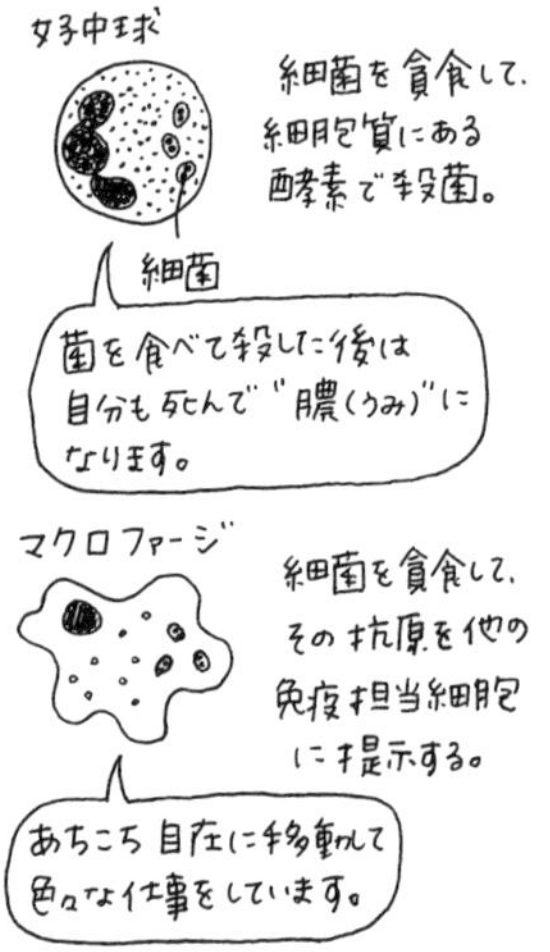
好中球
細菌を貪食して、
細胞質にある
酵素で殺菌。
細菌
菌を食べて殺した後は
自分も死んで"膿（うみ）"に
なります。
マクロファージ
細菌を貪食して、
その抗原を他の
免疫担当細胞
に提示する。
あちこち自在に移動して
色々な仕事をしています。

いうメディエーター物質を分泌します。

細菌は、好中球やマクロファージに食べられていきます。メディエーターによって寄ってきた補体（肝臓で作られる血清蛋白）によって、好中球やマクロファージの食欲はどんどん亢進し、細菌は次々に好中球やマクロファージのおなかの中で消化されていくのです。

一方、ウイルスの場合は細胞内に入り込んでしまうため、なかなかウイルス自体をやっつけることがかないません。

ウイルスに感染してしまった細胞は、「ウイルスに乗っ取られました」というサインをいくつか出します。糖鎖といわれる突起物を見せてみたり（ちょっと白旗っぽいと思うのですが……）、免疫担当細胞から攻撃されないための自己の目印であったMHCクラスI分子の発現が弱まることによって、免疫細胞に攻撃されるのを待ちます。そこへNK細胞（ナチュラルキラーリンパ球）がやってきて、感染細胞だけを破壊していきます。

自然免疫から獲得免疫へ！

自然免疫は、マクロファージや樹状細胞が抗原をつかまえたことを皮切りに、次第に獲得免疫に移行していきます。

獲得免疫の特徴は、大きくふたつあります。

ひとつは、自然免疫がどんな病原体が侵入しても同じように反応するのに対して、獲得免疫は、その病原体に特化して反応する機構が働くということです。

さらに、もうひとつの特徴は、その獲得した免疫機構をずっと覚えているということです。これによって、同じ病原体が二度目に侵入したときは、すばやく強く反応して病原体をやっつけることができます。これを終生免疫ともいいます。

獲得免疫を詳しく話し始めると、本1冊になるほど複雑ですし、私自身も不勉強で知らないことがたくさんあります。ここでは、紙面と私の能力の限界を考慮して、ぐ

獲得免疫①

◆ＭＨＣクラスⅡ分子

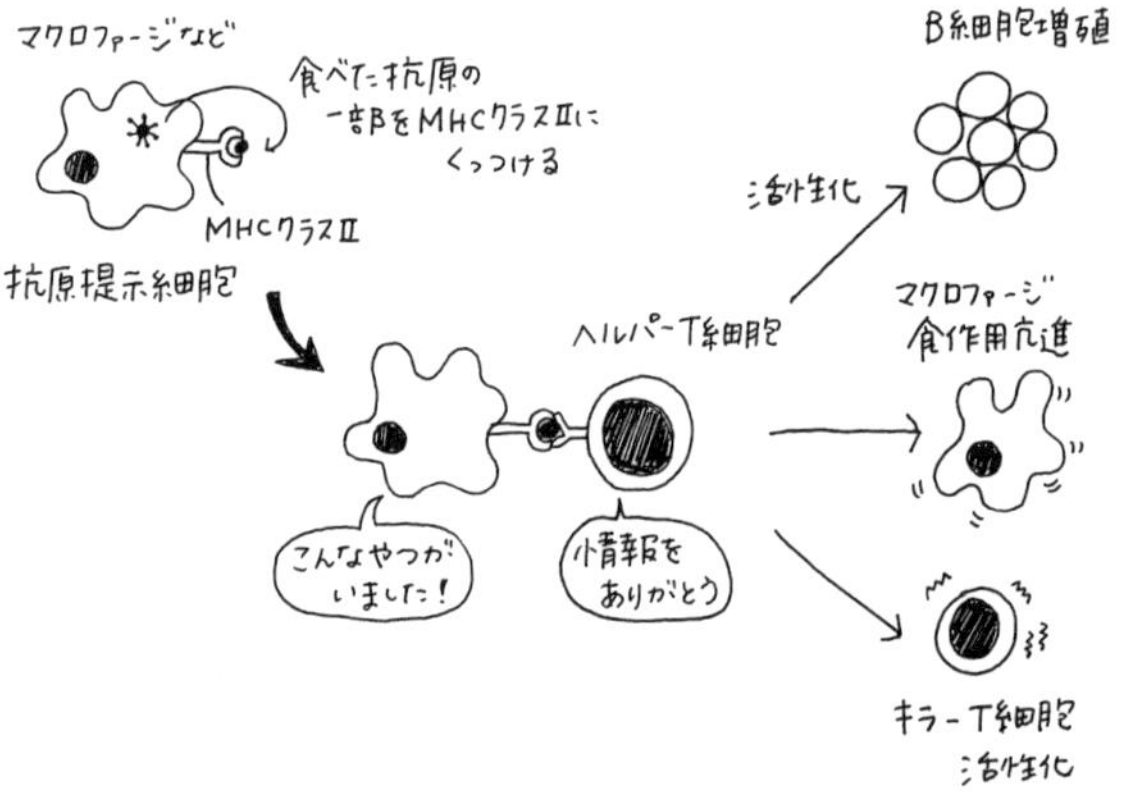

ぐっと大まかな流れだけを説明することにします。
　ここで再び、「炎症」の項で説明した、自己の目印、ＭＨＣクラスＩ分子の登場です。そして、今回はＭＨＣクラスⅡという、もうひとつの分子も紹介します。獲得免疫は、ＭＨＣクラスＩとＭＨＣクラスⅡのふたつの分子がとても重要な役割を担っています。少しずつ説明していきましょう。
　まずは、ＭＨＣクラスⅡ分子から説明します。ＭＨＣクラスⅡ分子は、抗原提示細胞であるマクロファージ、樹状細胞、一部のＢ細胞の細胞表面に発現する分子です。これらの抗原提示細胞は、自己の目印であるＭＨＣクラスＩとＭＨＣクラスⅡの両方の分子を持っています。
　抗原提示とは、「こんな病原体がいたよ」という情報をほかの免疫担当細胞に伝えることをいいます。この抗原提示の際に使われるのが、ＭＨＣクラスⅡ

です。自分がつかまえた病原体の断片である抗原をMHCクラスII分子にくっつけて、仲間に知らせます。知らせる相手は、ヘルパーT細胞です。

ヘルパーT細胞は、抗原情報を受け取ると、主に3つの細胞に働きかけます。

ひとつめは、抗原提示細胞であったマクロファージです。ヘルパーT細胞は、現場で必死に病原体を貪食し、抗原提示をし続ける彼らをねぎらい、「えらいね〜。もっと病原体を食べてね〜」と応援します。マクロファージは、ヘルパーT細胞の励ましによって元気もりもりになり、食作用が亢進します。

ふたつめは、のちほど説明するキラーT細胞（細胞傷害性T細胞）です。ヘルパーT細胞は、キラーT細胞のことも励まして、病原体が感染した細胞をどんどん攻撃するように促します。

3つめは、ほかのB細胞たちです。ヘルパーT細胞は、ほかのB細胞に抗原を攻撃するための抗体産生を促します。コロナウイルスのパンデミックで話題になった抗体検査の「抗体」のことです。主にIgMやIgGなどがありますが、特定の病原体に結合し、その病原性を失わせる抗体で、「中和抗体」と呼ばれています。

このように、ヘルパーT細胞は様々な細胞に働きかけ、獲得免疫の中心的な役割を演じていることを覚えておいてください。

さて、MHCクラスI分子についても、もう一度説明します。自然免疫の段階では、MHCクラスI発現が弱まった細胞をナチュラルキラー細胞が、「非自己である！敵だ！」として、攻撃するのでした。

この反応は、次第にキラーT細胞が担うようになります。抗原情報がキラーT細胞に伝えられると、キラーT細胞はヘルパーT細胞の刺激を受け、病原体に感染した細胞を攻撃します。

病原体に感染した細胞は、ウイルスに細胞膜を壊されないように耐えながら、自分の細胞の表面にMHCクラスI分子をなんとか発現し続けます。そして、そのMHCクラスI分子にウイルスに感染してしまったことを示す異常な抗原をくっつけて、「感染してしまったので私を殺してください」と、キラーT細胞に攻撃されるのを待ちます。

キラーT細胞は、ナチュラルキラー細胞と異なり、自己の細胞であると認識しないと攻撃できません。つまり、MHCクラスIを発現している細胞が異常な抗原をもって、「私を攻撃してください」というサインを出している細胞に限り、攻撃ができます。これをちょっと難しい言葉ですが、「主要組織適合遺伝子複合体（MHC）拘束性」といいます。

獲得免疫②

♦MHCクラスI拘束性：「自己」じゃないと攻撃しない

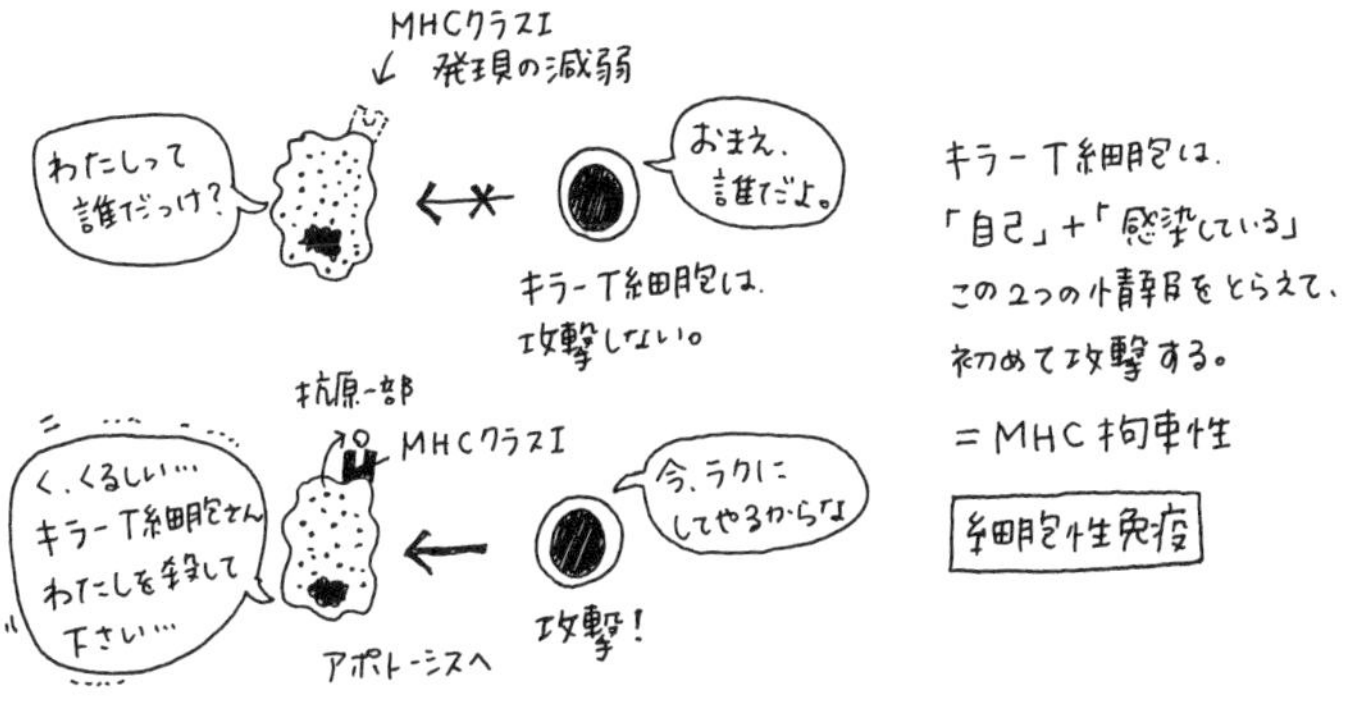

わかりづらいところなので、もう一度まとめて説明しますと、自然免疫の段階でのナチュラルキラー細胞は、「非自己」を攻撃します。一方、獲得免疫で登場するキラーT細胞は、「ある特定の病原体にやられた自己」に限定して攻撃します。獲得免疫の場合は、その病原体に特化した免疫反応なのです。

さて、B細胞が産生する抗体についてもう少し説明しておきます。抗体には大きく3つの機能があります。①病原体の毒性部分に結合してその毒性を弱める中和反応、②マクロファージを励まして、その食作用を高めるオプソニン化、③補体を活性化することです。補体とは、好中球やマクロファージなどの食細胞を促進する肝臓で合成される血漿蛋白で、名前の通り、抗体の働きを補佐する役目のある蛋白です。

簡単に説明しようとしましたが、けっこう大変で

抗体産生

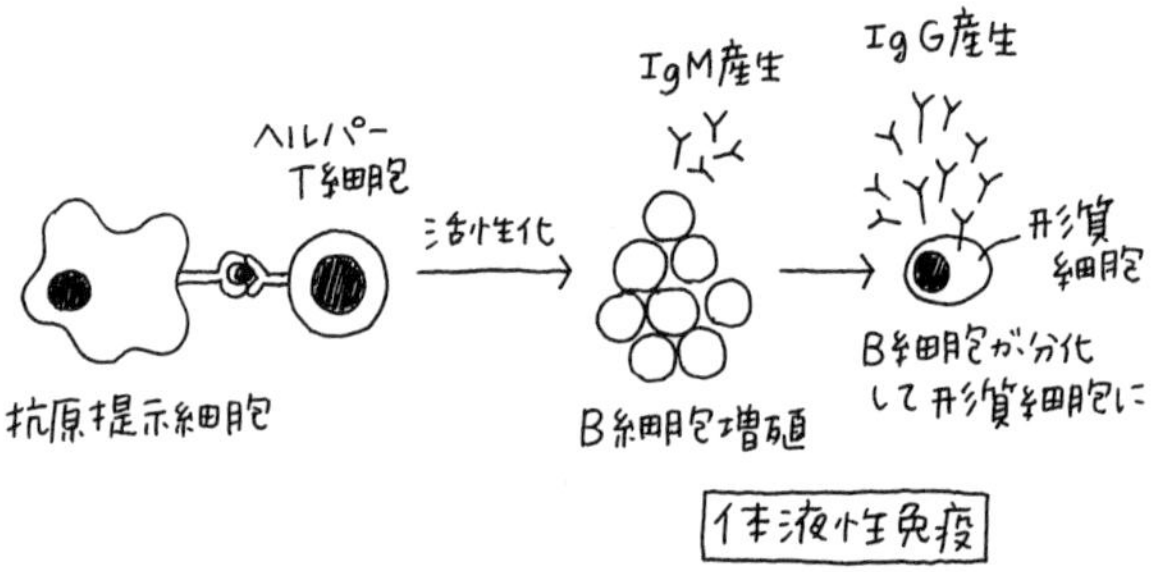

した(汗)。獲得免疫の中で、病原体そのものを食べたり、感染した細胞を攻撃したりするものを「細胞性免疫」といい、リンパ球の中でもT細胞が中心に活躍します。一方、抗体を作って病原体をバキューンと攻撃するものを「体液性免疫」といいます。こちらは、B細胞が中心に担当しています。

抗体を作るBリンパ球の一部はメモリー(記憶)B細胞となり、リンパ節の中で長期間待機し、同じ病原体が来たときは、すみやかに同じ抗体を作れるように待機しています。ヘルパーT細胞も「こういう戦いがあったなぁ〜」という記憶を持つメモリーT細胞として、長期間生存します。この長老のようなBとTのリンパ球によって、「終生免疫」が成り立つのです。

自然免疫から獲得免疫は数時間のうちに移行するといわれており、今まで説明したように様々な免疫担当細胞が互いに助け合いながら、病原体を迎え撃っているのです。

サイトカインは免疫担当細胞たちが頼るSNS?

さて、自然免疫から獲得免疫まで幅広く活躍する免疫担当細胞たちですが、彼らの協調にはメディエーターが欠かせません。

アミンやサイトカインと呼ばれるこれらのメディエーターは多数存在しており、それらが同じ作用を持っていたり、互いに相乗的にあるいは一方で拮抗的に作用したり、そのネットワークは超フクザツ。今の社会におけるSNSネットワーク並みです。ただ、これらのサイトカインがないと、免疫担当細胞たちはうまく活動することができません。

サイトカインを、少しだけ紹介します。

マクロファージたちが放出するサイトカインのひとつであるインターフェロン(IFN)のいくつか(αとβ)は、炎症を促進する効果を持つほか抗ウイルス作用があります。また、ウイルスに感染してしまった細胞自体もIFN-αやIFN-βを産生します。

細胞自体が産生したこれらのインターフェロンには、細胞内でのウイルスの複製を阻止する働きがあります。以前ウイルス肝炎によく用いられていたインターフェロン療法は、これを応用したものです。

SNSのようなサイトカインネットワークは、免疫に不可欠なものなのです。

さきほど、自然免疫で皮膚や粘膜のバリアの話をしましたが、リンパ球の情報ネットワークも、抗原にさらされる危険性の高いところから身体の奥深いところまで、人体サプライチェーンを利用したネットワークが作られています。

粘膜に近いところでは、リンパ球が集団で存在する組織が形成されています。また、それらから集められた情報は、配送センターである毛細血管を経由して関所となるリンパ節に集められるようになっており、リンパ節同士も血液中を流れているリンパ球やサイトカインたちによって絶えず情報が行き来するようになっています。

体内にあるリンパ球は約1兆個といわれていますが、そのうち血液中に含まれるのは75億～150億個といわれており、大半はリンパ組織に存在しています。

だいぶ免疫の話が長くなりましたが、もうひとつ変わったウイルスを紹介します。

賢いＨＩＶウイルス

ＨＩＶウイルスは、レトロウイルスというＲＮＡウイルスの一種です。ＨＩＶウイルスの感染力は弱く、同性あるいは異性間性交渉、針刺し事故や注射針の使いまわしなどによる血液や体液との接触によって感染します。このほかに、母子感染が起こることもあります。

ＨＩＶウイルスは、さきほど説明した体液性免疫と細胞性免疫の両方の働きを制御しているヘルパーＴ細胞に感染します。ヘルパーＴ細胞を標的にしたことが、ＨＩＶウイルスの小憎らしいほど賢いところです。ヘルパーＴ細胞がＨＩＶウイルスの感染によって壊され、どんどんその数を減らしていくと、免疫能が落ち、後天性免疫不全症候群（ＡＩＤＳ）を発症します。ＨＩＶとＡＩＤＳは、同義語ではありません。

ＨＩＶウイルスに感染すると、最初は風邪のような症状が出るといわれていますが、その後、無症状の期間に入ります。その期間は、短い場合は1年、長い場合は10年くらいになりますが、ヘルパーＴ細胞の数とＨＩＶウイルスの量によって期間が決まるといわれています。その後、ＡＩＤＳを発症します。

ＨＩＶの感染プロセス

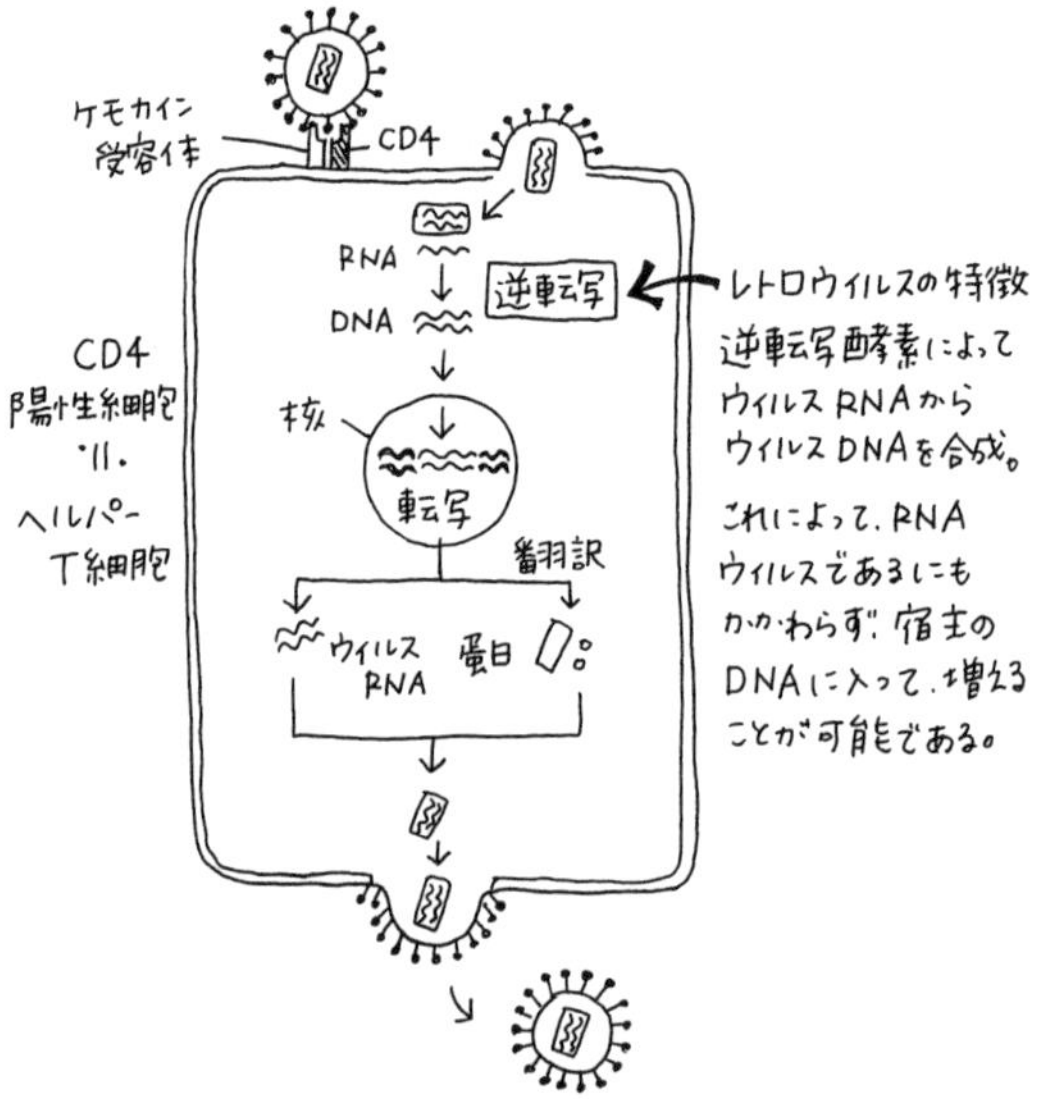
ケモカイン受容体
CD4
RNA
DNA
逆転写
レトロウイルスの特徴
逆転写酵素によって
ウイルスRNAから
ウイルスDNAを合成。
これによって、RNA
ウイルスであるにも
かかわらず、宿主の
DNAに入って、増える
ことが可能である。
CD4
陽性細胞
＝
ヘルパー
T細胞
核
転写
翻訳
ウイルス
RNA
蛋白

発症すると、様々な感染症や悪性腫瘍が出現します。感染症は日和見感染症といって、ふだん健康であれば発症することのない弱毒の菌による感染症が出現したりします。また、これまた別の弱毒ウイルスによって引き起こされるカポジ肉腫やリンパ腫などを発症したりします。ほかにはＨＩＶ脳症といって、認知症や脳炎をきたすことがあります。

　ＨＩＶウイルスは本当に賢いです。その理由はいくつかあります。

　まずはさきほどお話ししたように、増殖する細胞として選んだのがヘルパーＴ細胞だったことです。ヘルパーＴ細胞は、細胞性免疫にも体液性免疫にも関与するとても重要な免疫担当細胞です。ヘルパーＴ細胞がダメになると、両方の免疫能が落ちてしまいます。免疫能が落ちればＨＩＶウイルスは攻撃を免れ、のびのびと増えていくことができます。

ふたつめは、感染初期の症状が弱いという特徴です。症状が激烈すぎると、感染した人を死に至らしめてしまいます。そうすれば、ウイルスも自滅です。ウイルスの生存戦略を考えれば、感染したヒトとの共生を考えることが大切ですよね。ＨＩＶは、感染した人と長い間ともに生き続けるという戦略を取っているともいえます。

３つめは、逆転写酵素の存在です。ふつうＲＮＡウイルスは、ヒトの細胞の細胞質の中で増えていきます。ところが、ＨＩＶウイルスをはじめとしたレトロウイルスは、逆転写酵素を使ってＲＮＡからウイルスＤＮＡを作り、それをヒトの細胞の核の中に注入します。核の中は細胞質よりも安定した環境ともいえますから、プロウイルスという状態になってそのままじっとしていることも可能です。

実際、ＨＩＶウイルスは、ヘルパーＴリンパ球からメモリーＴリンパ球となった細胞の中で、プロウイルスとしてしずか〜に潜伏することも可能です。また、逆転写する際のミスコピーが多く、たくさんの変異株ができてしまうことも生存に優位に働いています。失敗が功を奏しているのがＨＩＶウイルスで、変異株がたくさんできることで、免疫細胞からの攻撃を回避しているともいえます。

このような賢いＨＩＶウイルスの治療は、ヘルパーT細胞を一定レベルに保ち、ウイルス量をなるべく抑え、ＡＩＤＳの発症や進行を遅らせることが目標になります。現時点で、ＨＩＶウイルスを完全に排除する治療薬はありませんから、ウイルスとの共生を目指すということになります。

感染が重症化！　細菌性肺炎とウイルス性肺炎

多くの細菌感染症やウイルス感染症は、重症化すると肺炎を起こします。しかし、両者の肺炎のメカニズムはかなり異なります。それは、細菌とウイルスの生物としての特徴が異なるからです。

細菌は自分自身で増えていくことが可能ですが、ウイルスはさきほどお話ししたように、私たちの細胞の中に入り込み、私たちの細胞の遺伝子の増幅機能や蛋白質などを利用しなければ、自力で増えることはできません。細菌とウイルスでは、肺の組織の中で感染して増える場所が異なることになります。

肺は人体サプライチェーンのところで説明したように、気管、気管支、細気管支、

細菌性肺炎とウイルス性肺炎

♦細菌性肺炎

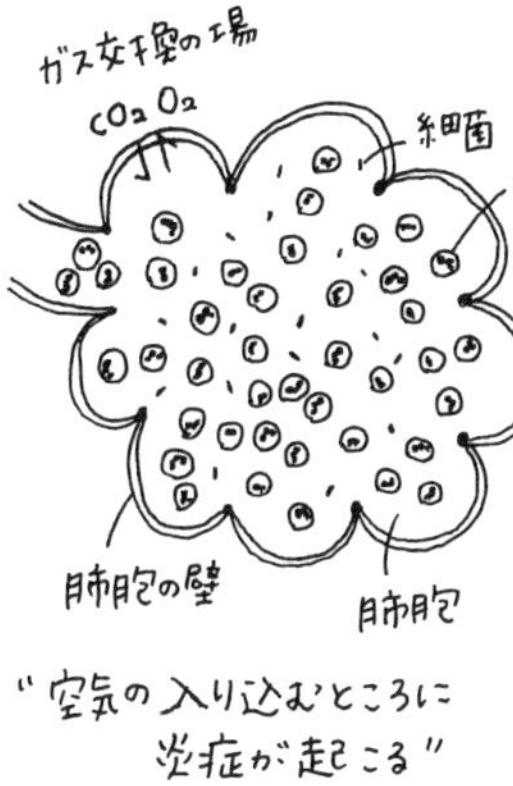
ガス交換の場
CO2 O2
細菌
好中球
肺胞の壁
肺胞
"空気の入り込むところに炎症が起こる"

♦ウイルス性肺炎

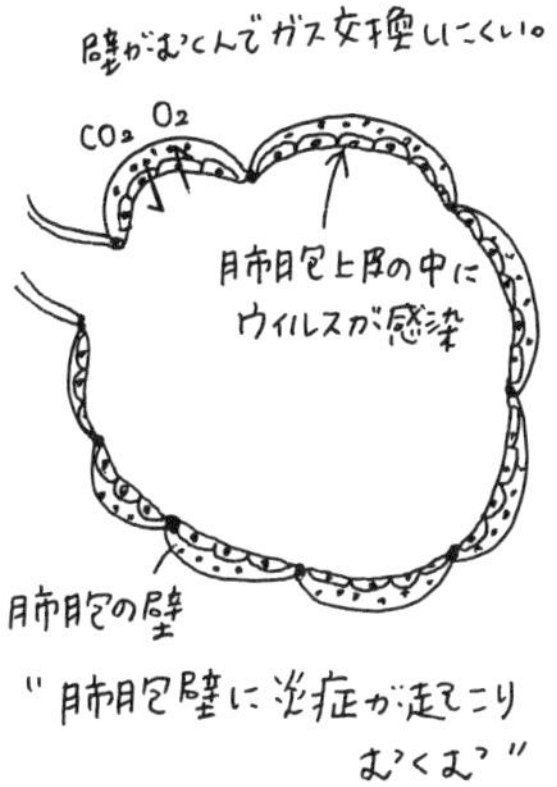
壁がむくんでガス交換しにくい。
CO2 O2
肺胞上皮の中にウイルスが感染
肺胞の壁
"肺胞壁に炎症が起こりむくむ"

終末細気管支、呼吸細気管支、肺胞道と細かく分岐しながら、ついに小さな小さな肺胞という袋状の盲端に達します。まさに肺胞の壁は原材料である酸素の調達場所であり、老廃物である二酸化炭素の廃棄物処理場でしたね。

細菌は、主に細気管支や肺胞の空気が本来入り込むところで増殖します。増殖した細菌をやっつけるために、肺胞の中にたくさんの好中球やマクロファージをはじめとした免疫担当細胞が集まってきて、炎症を起こします。この状態を、「気管支肺炎」や「肺胞性肺炎」といいます。

一方、ウイルスはどうでしょうか。

ウイルスは、肺胞の壁を構成している肺胞上皮細胞の中に感染します。つまり、肺胞の空気が入り込むところに存在するのではなく、肺胞の壁の部分に感染するということです。ウイルスが肺胞上皮細胞に感染することによって、肺胞の壁にはリンパ球をはじめとした免疫担当細胞がたくさん集まって、炎症を起こします。この状態を、「間質性肺炎」といいます。

細菌感染が原因の気管支肺炎や肺胞性肺炎、ウイルス感染が原因の間質性肺炎は、胸部X線検査やCT検査での画像所見も異なります。また、発熱や全身倦怠感など共通した症状もありますが、咳の症状が異なります。

細菌感染では、肺胞の中にたくさんの好中球やマクロファージが集まり、菌を貪食します。それらが汚い色の痰として排出されますし、湿った感じの痰がたくさん出る咳が出ます。一方、ウイルス感染が原因の間質性肺炎は、痰の少ない乾いた咳が出るのです。

重症肺炎は免疫応答の暴走

新型コロナウイルス感染症、COVID－19では、重症肺炎で亡くなる方が少なくありません。ウイルスによる間質性肺炎は、重症化するとどのような状態になるのでしょうか。

びまん性肺胞障害

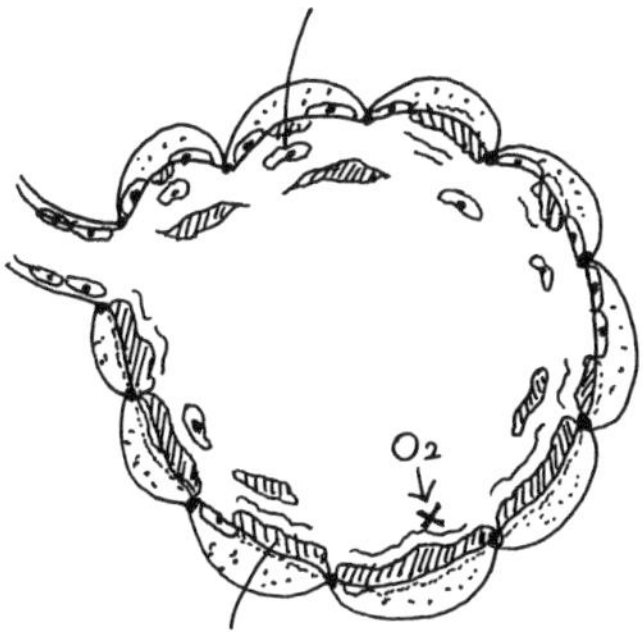
はがれたウイルス感染細胞
のりのように「硝子膜」が肺胞の
壁にこびりつき ガス交換ができなくなる。

ウイルスに感染した肺胞上皮が、免疫担当細胞によって攻撃されてどんどんはがれ落ちると、肺胞の壁がただれて、蛋白質を含んだ浸出液が肺胞の内側のほうに、にじみ出ていきます。これを、硝《しょう》子《し》膜《まく》といいます。

この硝子膜は粘り気がある糊のような性質があり、肺胞壁と空気が接する部分にぺたっと貼りついてしまうのです。この硝子膜が邪魔になって、ガス交換ができなくなり、呼吸不全となってしまいます。この状態を病理学的には、「びまん性肺胞傷害」といいます。この病態は、ウイルス感染がトリガーなのは間違いありませんが、過剰な免疫反応によってもたらされるものなのです。

呼吸不全があると当然、酸素吸入が必要になりますが、あまり高濃度の酸素にさらされると、肺胞上皮はそれ自体で傷害を受けて、びまん性肺胞傷害が進行してしまいます。ウイルスをやっつけながらも過度な免疫反応が起こることを抑え、高濃度の酸素が必要になってしまう状態にならないようにする。そういった、とてもコントロールの難しい治療が求められることになります。

びまん性肺胞傷害という状態は、実はウイルス性肺炎に限らず、細菌性肺炎や悪性腫瘍の転移などあらゆる病態の重症化で特に起きやすい病態であり、とても重篤なものです。この免疫過剰応答は、サイトカインストームとも呼ばれています。

さきほど、サイトカインは免疫担当細胞たちのＳＮＳのようだという話をしましたが、サイトカインの嵐が起こると、免疫応答は抑制が効かなくなっていきます。ＳＮＳであまりにたくさんの情報が一度にやりとりされる（さらに間違った情報や不確かな情報が交じり合う）と炎上が起こりますし、人々が混乱することになります。免疫機構も同様なのです。サイトカインストームは、このあと説明する敗血症の病態にも関与します。

配送センターが病原体に占拠され、免疫はさらに暴走！「敗血症」

血液が敗れる病気って、なんだかコワイ名前ですね。似ている名前として壊血病《かいけつびょう》というものがありますが、これは全く異なる病気で、ビタミンCの欠乏によりコラーゲンを作ることができなくなる、栄養失調による病態のひとつです。先進国では、ほとんど見かけることはありません。

いきなり話が逸れてしまいましたが、敗血症の話に戻ります。

敗血症は、全身感染症を意味します。肺炎をはじめ、局所にとどまっていた感染症が全身に広がった状態であり、それに伴うサイトカインストームによって、免疫応答が過剰になった病態です。

たいがい、菌血症という状態を経由して発症します。菌血症とは、血液の中に病原菌が侵入してしまった状態を指します。ウイルスは細胞の中に原則とどまるので、敗血症を起こすことはありませんが（ただ、重症のウイルス感染症では二次的に細菌感染などを起こすこともあります）、主に、細菌や真菌（カビ）が血液内に侵入します。血液には豊富な酸素と蛋白質がありますから、好気性の細菌や真菌が増える温床となります。

人体サプライチェーンの道路に細菌や真菌があふれ、流れに乗って、加工工場や店舗やら、いろいろなところに細菌や真菌が運ばれ、いたるところで炎症が起きてしまいます。

敗血症になると、主に全身の血管壁で炎症が起こります。急性炎症のところでお話ししたように、血管の透過性が亢進し、血管から血漿成分が血管外に漏出し、全身が浮腫になり、血圧が低下してしまいます。いわゆる、ショックという状態です。

また、活性化した好中球をはじめとした免疫担当細胞が血管の内皮細胞を傷害して、血栓ができたりします。これはＤＩＣという状態ですが、循環障害のところでまた説明します。

敗血症は、まさに感染症を契機に、全身炎症とそれに伴う免疫応答、そして循環障害が複合的に起こった状態です。

感染症の検査と治療

感染症の検査については、Ｉ章でお話をした通りです。

大切なことは、検査には限界があるということです。陽性だからといってすぐに「感染症だ！」と断定することはできません。また、陰性だからといって「大丈夫だ」と安心することもできないのです。

感染症の検査は、病原体そのものを見ている検査と、病原体に対する免疫応答の結果、産生された抗体を見る検査があります。症状と合わせて、検査のタイミングを考慮する必要があります。

抗菌薬は微生物が産生する抗生物質から開発されたものが多く、原則細菌感染に使用します。文字通り、細菌を死滅させる殺菌作用と、細菌の増殖を抑える静菌作用を持つ抗菌薬に大別されます。

様々な種類の細菌に効果を発揮する抗菌薬を、「広域性のある抗菌薬」と呼びます。だからといって、最初からそういった万能な抗菌薬をむやみに使うと耐性菌が出現する頻度が高まります。

耐性菌とは、本来効くはずの抗生物質が効かなくなった細菌のことです。耐性菌は、不十分でかつ無駄な抗生物質の使用によって出現しています。よって、細菌感染症医療の最初はその細菌だけに効く、なるべく狭域の抗菌薬を使うことが、とても大切になってきます。また、必ず決められた量を決められた時間で投与することも、重要です。

一方、ウイルスに対する薬もありますが、抗菌薬と比較するとそれぞれのウイルスに特化した薬剤が多いのが特徴です。同時に、多くのウイルスにはそれに対応する治療薬がないため、ウイルス感染症の治療は対症療法が中心となります。ＣＯＶＩＤ－19に関しては、１日も早いワクチン開発が期待されます。

何より感染制御、何より予防

薬について説明しましたが、感染症で最も大切なことは予防です。当然、ほかの病気も予防が何よりも大事ですが、感染症の場合は、とりわけ周りの人に移さない、医療従事者も患者さんと自分自身を感染症から守るという感染予防策、スタンダードプリコーションがとても大切です。

スタンダードプリコーションは標準予防策ともいわれ、すべての患者さんに対して行われるものです。手洗いや消毒などの手指衛生、手袋、マスク、ゴーグルの着用、適切な医療器具の使用や後処理などが挙げられます。また、病院には感染対策室や抗菌薬委員会などが設置されています。

私が勤める病院では、感染症対策に関してはインフェクション・コントロール・ドクター（感染制御の専門的知識を有する医療従事者）がおり、感染対策室には専従の看護師や臨床検査技師がいて、チームで活動をしています。パンデミックが生じたときは当然のこと、ふだんから院内感染が生じないように、環境を整備したり、抗菌薬の使用法等の細かなルールを決めたり、医療スタッフ全体に感染対策のいろはを教える講習会を定期的に開催するなど、様々な感染予防の取り組みをしています。

3.

循環障害

〝破れるor詰まるor固まる〟

全身の〝道路交通網〟その仕組みは？

私たち人間は、閉鎖血管系と呼ばれる循環経路を有しています。どういうことかというと、心臓から出る血管である動脈と戻ってくる静脈の間は、ミクロの細さの毛細血管によってつながっていて、血液は必ず血管内を通っているということです。

開放血管系と呼ばれる循環経路を有した動物には毛細血管がなく、末梢では血液が自由に組織内を流れるようになっています。

人間の場合は、そういう状態はありません。もしあれば、それは「内出血」という状態です。血液は、必ず血管の中を流れるのが原則です。

人体サプライチェーンを構築する上で、血管は全身くまなくいきわたる運搬経路です。長さは実に、約10万km。地球2周半の長さになります。心臓を出たばかりの大動脈の直径は2・5cmほどで、ホースをイメージしてもらえるとよいかと思います。

一方、末梢の毛細血管の直径は動脈側で約5µm（1000分の5mmです！）、静脈側で約9µmほどであり、直径約8µmの赤血球1個がようやく通れるくらいの大きさです。赤血球は、やや変形しながら毛細血管内を一列になって流れていく感じになります。

毛細血管は、人体サプライチェーンにおける配送センターでしたね。血液と組織との物質交換の場であり、臓器の機能によって、その形状も異なります。

腎臓では、糸球体と呼ばれる部位に毛細血管があり、濾過の仕組みによって血液から尿が作られています。また、肺では肺胞という薄い壁と毛細血管内を通る赤血球との間で、酸素と二酸化炭素の交換が行われています。肝臓にある類洞では、肝細胞との間で様々な物質の交換がなされています。

血管は単なる運搬経路や道路ではなく、それ自体が積極的に運搬の仕組みを作っているのでした。

循環障害は上下水道の異常？

循環障害とは、血液の流れに何らかの異常が起きた状態をいいます。循環障害については、道路より上下水道をイメージしたほうが理解しやすいと思うので、ここでは人体サプライチェーンを少し脇に置いておいて、上下水道にたとえて説明しましょう。

上下水道が正常に機能する条件には、水を供給する給水場（ポンプ）、水道管（パイプ）、そして流れる水そのものの3つの要素が含まれます。

給水場から、適切な量の水が適切なタイミングで供給されるかどうか。水道管は、どこかで破裂したり詰まったりしないで、きれいな状態で整備されているか。流れる水そのものは、さらさらとしていて澱《よど》んでいないかどうか。というようなことが、大切になってきますよね。

これを人間の身体に置き換えて考えてみますと、ポンプ、パイプ、水はそれぞれ、心臓、血管、血液ということになります。

心臓の動きが悪くなる、血管が詰まったり破れたりする、あるいは血液が固まってしまうというような状態のいずれかが起きると、循環障害が起きます。また、当然、心臓の動きや血管や血液の状態は互いに影響し合っていますから、一つの異常が起きると、それが連鎖的にほかの要素の異常を引き起こすこともあります。

全身の上下水道異常「ショック」

ショックといえば、精神的な衝撃を受けたときに使う言葉だと思いますが、医学的にもショックという言葉を使います。

医学的に用いるショックとは、全身サプライチェーンの「超」緊急事態を意味します。つまり、急激に道路交通網の機能が落ちて、末梢の細胞たちに必要な酸素や栄養が送られず、機能不全に陥った状態です。全身の細胞が酸欠になることにより、様々な症状が出現します。たとえば、血圧が低下し、意識がなくなり、尿量が減る、というような症状です。

ショックは、その原因によっていくつかの種類に分けられます。ここでは専門的になりすぎますのであまり詳しく立ち入らないようにしますが、心臓、すなわちポンプの異常が原因の「心原性《しんげんせい》ショック」というものが多いです。心臓のポンプの異常をきたすものについては、次にお話しします。

ポンプに異常をきたしたり、大出血を起こしたりすると、全身の血管を流れる血液の量が減ります。この危機的状況に対応しようとがんばるのが、末梢の毛細血管たちです。

毛細血管は収縮して内圧を上げることで、組織に酸素を精一杯送ろうと努力します。毛細血管が収縮すると、血液の流れがますます悪くなるように感じると思いますが、毛細血管の役目は各細胞たちに酸素を供給すること。残り少なくなった歯磨き粉を絞り出すときにチューブをぎゅうぎゅう絞るのと同じ要領で、毛細血管は自分自身を絞り上げるのです。それによって、内側に流れる血液から少しでも効率よく組織に酸素を供給できるようにするのです。

では再度、ポンプ、パイプ、水の各要素に戻って、一つひとつの状態をもう少し詳しく見ていきましょう。

ポンプの異常

心臓の動きが悪くなり、全身に十分な血液を供給できなくなった状態を「心不全」といいます。さきほどショックの話をしましたが、心不全が急激に進行すると、ショックになります。

程度によって症状は様々ですが、身体全体に酸素を十分に送ることができなくなるので、初期から倦怠感や労作時の呼吸困難、動悸や胸の痛みなどが生じてきます。横になって眠ることができなくなり、起坐《きざ》呼吸といって、起き上がらないと苦しくていられないというような症状が出ます。

また、心不全は血液を拍出するポンプの機能が落ちた状態ですが、心臓以外の様々な要因でも心不全になります。

たとえば、循環している血液の量が大量の出血などによって減少すれば心不全になりますし、血管が動脈硬化で硬くなれば心臓に負荷がかかりすぎて、いずれポンプの機能が落ちることになります。すべてを説明するのはとても難しいので、ここでは心臓に限った心不全の要因を少し考えてみましょう。

心臓に原因のある心不全には、心臓の筋肉自体の問題と、心臓の筋肉を動かす司令塔である刺激伝導系の問題があります。

前者は、心臓に血液を供給するための血管である冠動脈が閉塞してしまう心筋梗塞や、筋肉自体が何らかの要因によって変性してしまう心筋症、また、ウイルス感染などによって炎症を起こす心筋炎などの疾患が挙げられます。

後者は、いわゆる不整脈です。心臓の筋肉を動かす刺激伝導系が正しく働かないと、効率よく血液を拍出することができなくなります。左右の心筋が連動して、リズムよく収縮と弛緩を繰り返すことが重要ですが、不整脈では、このリズムが不調となるのです。

心電図検査でその異常を見つけることができますし、動悸や息切れなどの症状で気づくこともありますが、重症の不整脈では著しくリズムが崩れ、心臓が突然止まってしまうこともあり、突然死の原因となることもあります。

心筋梗塞は急激に心臓の動きが悪くなりますし、心筋症あるいは不整脈なども急激に悪化した場合は、心原性ショックの病態になります。

パイプの異常

血管が詰まったり破れたりして、循環障害を起こすことがあります。動脈硬化によ

パイプが詰まる

◆血栓

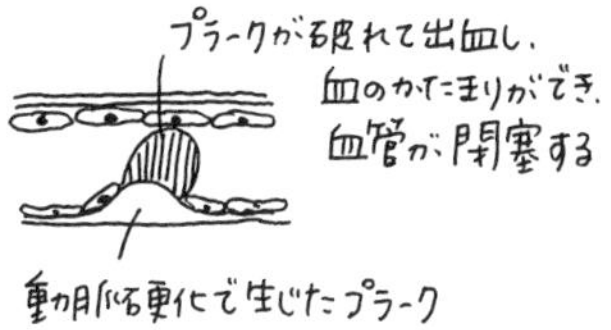
プラークが破れて出血し、
血のかたまりができ、
血管が閉塞する
動脈硬化で生じたプラーク

◆塞栓

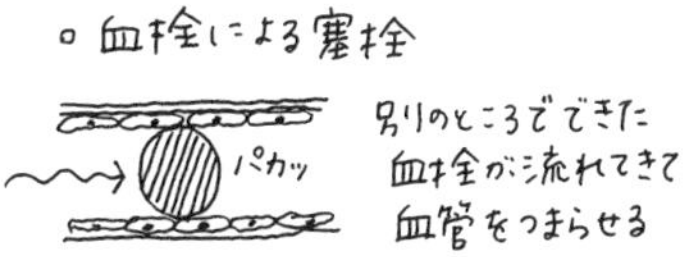
血栓による塞栓
パカッ
別のところでできた
血栓が流れてきて
血管をつまらせる

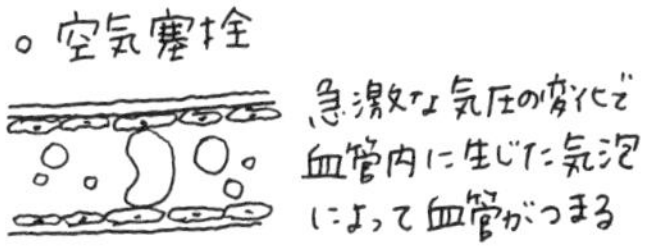
空気塞栓
急激な気圧の変化で
血管内に生じた気泡
によって血管がつまる

って血管の内側が狭くなり、そこに固まった血液が付着する血栓症、そして別のところで生じた血栓が飛んできて、いきなり血管を完全にふさいでしまう塞栓症は、いずれも血管が詰まる病態を起こします。

潜水病といって、ダイビングで深く潜っていた状態からいきなり浮上すると生じる疾患がありますが、この病気は、急激な気圧の変化によって血液内に生じた空気が原因の塞栓症です。

血管が詰まると、その先の組織に血液がいかなくなり、それが長い時間に及ぶと細胞が死んでしまいます。これを虚血性壊死、あるいは梗塞といいます。

一方、パイプが破れる場合は、血液が血管外に漏れる、すなわち出血を起こします。脳の血管に瘤《こぶ》のような破裂しやすい風船のような場所ができて、それが破れることで出血を起こすくも膜下出血や、動脈硬化によってやはり脆弱となった大動脈が瘤状に

心筋梗塞

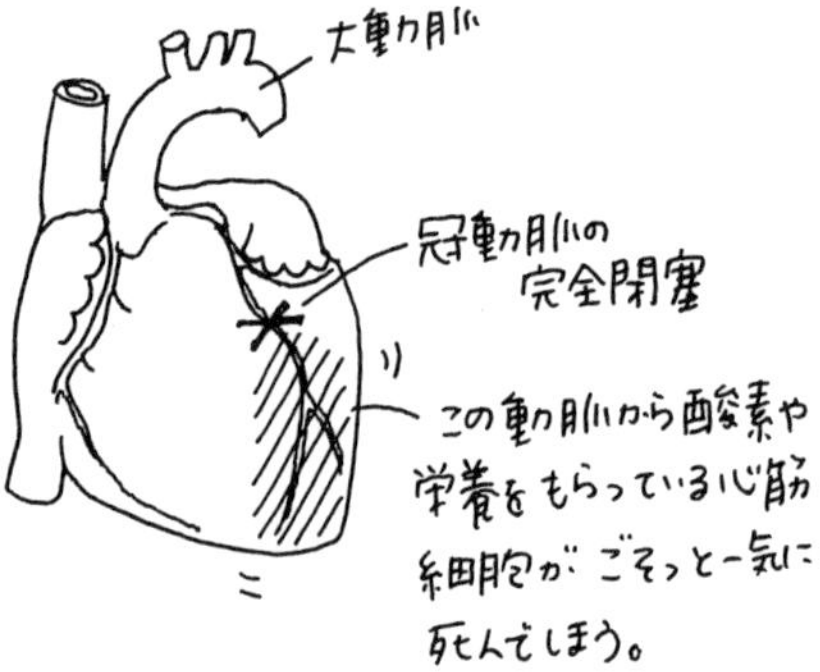
大動脈
冠動脈の
完全閉塞
この動脈から酸素や
栄養をもらっている心筋
細胞がごそっと一気に
死んでしまう。

ふくらんだり、血管が裂けたりすることで生じる解離性大動脈瘤などがあります。

ちなみに、出血と梗塞が同時に起こるような場合もあります。たとえば、脳梗塞が生じたあとに原因となった血栓を溶かす治療を行うと、虚血によってもろくなった血管から出血をきたしてしまう場合です。これを、出血性脳梗塞といいます。

ポンプのパイプ異常？「心筋梗塞」

心臓の筋肉は、24時間休むことなく動き続けます。よって、つねにたくさんの酸素や栄養素を必要としています。心臓の筋肉には、大動脈の根元の部分から分岐する左右の冠動脈によって、絶えず酸素や栄養素が供給されています。

この冠動脈が動脈硬化によって硬くなり、内腔が狭くなることで心臓の筋肉に十分に酸素や栄養が送れなくなる状態を、虚血性心疾患といいます。心筋梗塞は、その重症例。梗塞ですから、冠動脈の閉塞によって心臓の筋肉が壊死してしまう病気です。つまり、ポンプ専用のパイプがダメになる病気といえます。

パイプがカチカチでぼろぼろ「動脈硬化」

動脈硬化には大きく2種類

ここで、パイプの異常のいちばんの原因、動脈硬化について、ちょっと病理学的に観察していきましょう。

動脈硬化には大きく分けて、2種類あります。大～中動脈などの壁に脂っぽいギトギトしたもの（のちほど説明します）がこびりつく粥状《じゅくじょう》硬化と、毛細血管の手前で臓器の中を無数に走る小動脈の壁が硬くなる細動脈硬化です。

前者は高血圧や高脂血症で、後者は糖尿病で起きやすいタイプの動脈硬化です。ここでは、粥状硬化について詳しく見ていきましょう。

脂っぽくギトギトしている粥状硬化

粥状硬化とは、血管の内側表面の壁に脂質がこびりつき、その部分に炎症が生じて、血管壁がふくらんで硬くなる状態をいいます。その部分がもろくもなるので、血栓が付着してしまいます。それが原因で、血管の内腔が狭くなったり、完全に閉塞してしまったり、一方で血管壁が破けてしまったりすることもあります。

顕微鏡レベルの粥状硬化のメカニズムをイラストとともに、もう少し説明しておきましょう。

①血管の内腔を覆う内皮細胞が、何らかの理由で傷つく。
②傷ついた部分から悪玉コレステロールのＬＤＬが侵入し、酸化ＬＤＬになる（さらに悪玉に）。
③酸化ＬＤＬがいろいろな因子を出して、免疫担当細胞である単球（マクロファージに姿を変える血中に流れている白血球）とＴリンパ球を呼び込む。
④単球がマクロファージに変化して、酸化ＬＤＬを食べて、ぶくぶくとした泡沫細胞という形になる。

粥状硬化のプロセス

①内皮細胞が傷つく

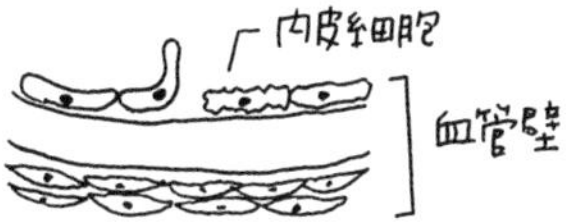

②悪玉コレステロールLDLの侵入

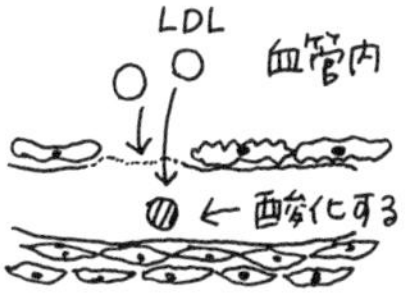

③→④マクロファージが酸化LDLを食べて泡沫細胞になる

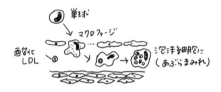

⑤→⑥プラークの形成と成長

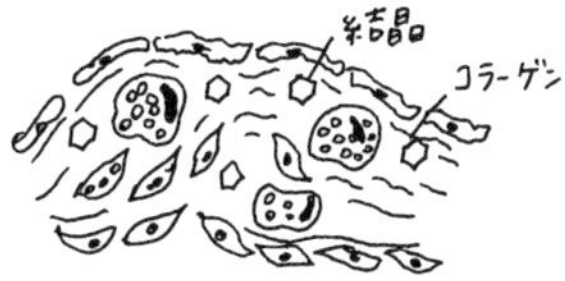

⑦血栓の付着

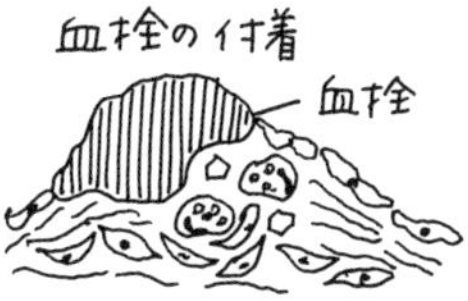

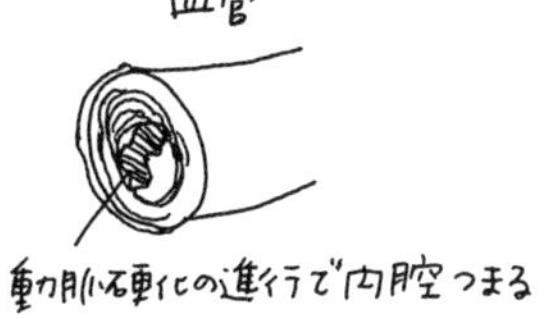

⑤溜まった泡沫細胞や食べきれなかった脂質が結晶になったり、コラーゲンなどがやってきたりして、プラークが形成される。
⑥プラークがどんどん育っていき、血管壁が厚く硬くなっていく。
⑦硬くてもろくなった部分に血栓が付着して、ますます血管壁は内腔が狭窄していく。

このように、粥状硬化が進んでしまう過程には、炎症が関係しています。なぜなら、そこには血管の内皮細胞が傷つくという炎症を呼ぶきっかけがあるからです。

パイプの内圧、高すぎ！「高血圧」

日本には、高血圧の人が約4300万人いるといわれています。血圧は、血液が血管壁に与える圧力のことです。心臓から拍出される血液の量と、血管内での血液の流れにくさの両方が関与しています。

血圧＝心拍出量×末梢血管抵抗

という式が成り立ちます。ポンプからの水の量が多くなるか、パイプが細くなったり硬くなったりすると、水圧は増しますよね。それと同じです。ポンプ、すなわち心臓から拍出される血液の総量が増えるのには、心拍数が増えることと1回の拍出量が増すこと、そのどちらか、あるいは両方の要因があります。

一方、パイプの流れにくさが末梢血管抵抗ですが、血管の内腔が狭くなったり硬くなったりするか、あるいは血液の粘性が高くなってどろどろすれば、抵抗が増すことになります。

高血圧は、収縮期血圧が１４０㎜Hg（ミリメートルエッチジー）以上、拡張期血圧が90㎜Hg以上と定義されています。

なお、高血圧には2種類あります。ほかの疾患や薬剤の副作用で起こる二次性高血圧と、明らかな原因がわからない本態性高血圧（遺伝や加齢、生活習慣が要因となるといわれてはいます）です。

血圧が高くなると、何が問題なのでしょうか。

いちばんは、血管へのダメージです。慢性的に血管の壁に強い圧力が加わることで、血管の壁が傷みます。さらに、そこに脂質異常症などでギトギトとした血液が流れていたりすると、血管の壁に脂質がこびりつく粥状硬化が進んでしまい、一層、血管の壁が傷みます。また、血管の壁が硬くなることによって末梢血管抵抗が増し、血圧が高くなる、という悪循環をきたすことが問題です。

血圧の治療には減塩、節酒など食生活の改善、肥満があるならダイエット、適度な運動、そして禁煙がとても重要で、それでも高血圧のコントロールが難しい場合は、降圧薬を用います。

水の異常

血液が固まると、血栓ができます。血栓も循環障害の要因になります。動脈硬化が原因となって血栓ができることが多いのですが、脱水で血漿成分が少なくなった場合や、血液疾患で血球の数が異常に増えた場合など、すなわち血液中に含まれる細胞成分の密度が高くなってどろどろした状態になると、血栓を生じやすくなります。

それ以外に、血液の成分自体に異常を起こして血栓ができることがあります。血漿には凝固因子という血液の固まり具合を調整している蛋白質が含まれていますが、これに異常をきたすと、すぐに血液が固まってしまったり、あるいは逆になかなか固まらなかったりするような状態になるのです。

凝固因子自体に先天的に問題がある疾患を血友病といいますが、それ以外に、様々な要因で血液の凝固に異常をきたす場合があります。これを、播種性《はしゅせい》血管内凝固（DIC）といいます。

いたるところに目詰まり「播種性血管内凝固」

みなさんには、あまり聞きなれない病名だと思います。病名というか病態名というほうが正しいのですが、この病態は、白血病などの悪性腫瘍や重篤な感染症である敗血症に合併して起こることが多く、命にかかわるため、医学生のときからしっかり習う病態です。少し詳しく説明しましょう。まずは、止血のメカニズムから解説していきます。

止血

◆一次止血

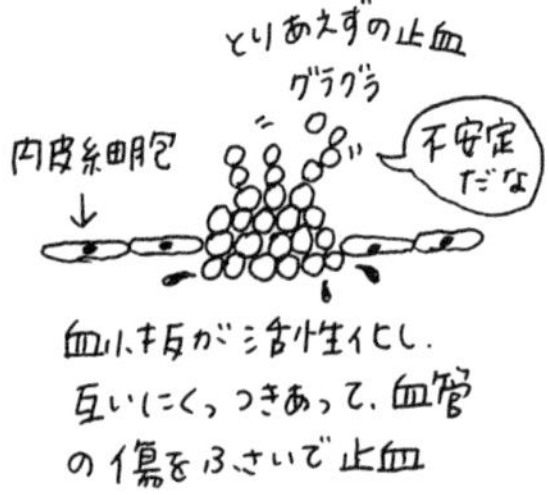
とりあえずの止血
グラグラ
不安定だな
内皮細胞
血小板が活性化し、互いにくっつきあって、血管の傷をふさいで止血

◆二次止血

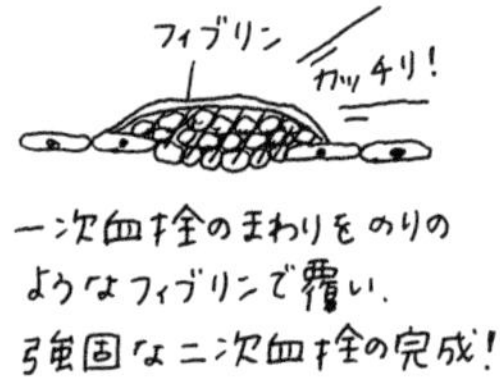
フィブリン
ガッチリ!
一次血栓のまわりをのりのようなフィブリンで覆い、強固な二次血栓の完成!

パイプの損傷補修「止血」と「凝固」

血液には、止血の機能があります。パイプが損傷したら補修しなければならないわけですが、まずは水漏れを応急処置で止めるのが先決ですよね。その機能を担っているのが、血球のひとつ、血小板です。

　血小板は応急処置というか、補修の最初にあたる「一次止血」で活躍します。血管に傷ができると血小板は活性化し、その部分にくっつきます（「粘着」といいます）。さらに、くっついた血小板は、ほかの血小板を次々と呼び込む因子を出します。この因子は血管を収縮させる作用もあって、血流の流れをゆっくりにするのですね。こうして、血小板がたくさん集まることによって応急処置を施します。

　一次止血は血小板だけなので、次第に糊づけが弱くなって、はがれてしまいます。はがれないようにするためには、周りから強力な防水機能のあるペンキを塗ることが必要です。そこで登場するのが、凝固因子と呼ばれる物質たちです。全部で14種類あるのですが、カルシウム以外はすべて糖蛋白で、ほとんどが肝臓で作られています（さすが肝臓！　すさまじい分業能力ですよね〜）。

様々な凝固因子が連鎖的に関与していくことで、ペンキの役割を担うフィブリンが形成されます。それが、血小板だけで構成された血栓をしっかり補強することで、パイプの補修工事が完了となります。これを二次止血といいます。二次止血によって、血小板や一緒に取り込まれた赤血球、そして凝固因子で構成された強固な血栓が作られます。

線溶

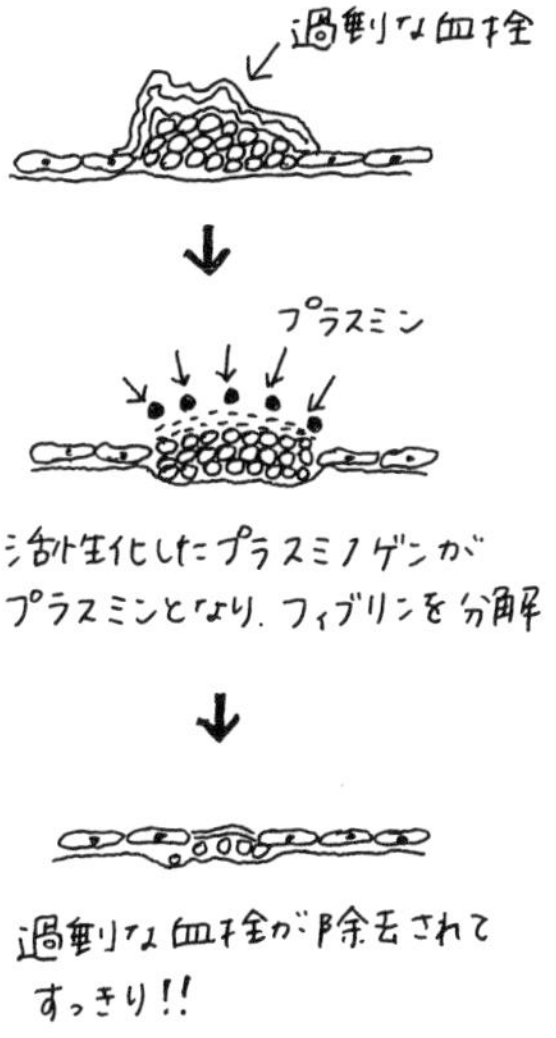
過剰な血栓
プラスミン
活性化したプラスミノゲンが
プラスミンとなり、フィブリンを分解
過剰な血栓が除去されて
すっきり!!

「凝固」と「線溶」の暴走

血小板と凝固因子によって形成された血栓は、パイプの修復がある程度進むと過剰になります。そうすると、かえってその血栓が、パイプの流れを邪魔することになります。この場合、過剰な血栓を分解して除去する「線溶《せんよう》」という機能が働きます。プラスミンという蛋白質分解酵素が、フィブリンを分解します。

ようやく播種性血管内凝固についての説明に入れるのですが、この病態は全身のサプライチェーンの配送センターである毛細血管にたくさんの血栓ができて、酸素や栄養素の運搬に障害が起こり、臓器の機能が低下する病態です。

たくさんの凝固因子と血小板が不必要に消費される一方で、この不要な血栓をなんとか溶かそうと、線溶という働きも活性化してしまうために、出血も起こりやすくなります。つまり、「凝固」と「線溶」の両方が暴走し、細かなパイプの流れが著しく滞ってしまいます。

このＤＩＣは重症の感染症やがんによって誘発されることが多く、死亡率は56％と、とても高く、予後が悪い重篤な病態です。

いかがでしたか。循環障害について、上下水道を例に挙げてご説明しました。運搬経路である血管に障害が出る循環障害は、全身のサプライチェーンに大きな影響を起こすことが多く、血管の健康はその人の健康状態にも大きく影響するのですね。

それから、もうひとつ。動脈硬化のメカニズムをはじめとした循環障害の多くに、炎症という病態が関与していることもご理解いただけましたか。必ず、ある病態には別の病態が重なっていることが多いのです。

それでは、ここからは腫瘍についてのお話です。腫瘍も循環障害と密接に関係があります。

4.
腫瘍

〝形＞ふるまい＞機能の異常〟

　ここからは腫瘍、その中でも悪性の病気である「がん」を中心に説明していきますが、前著『おしゃべりながんの図鑑』は、この節の拡大バージョンといえます。各臓器のがんについて詳しく解説しており、病理医の仕事や病理診断についての話や病理学者・仲野徹先生とのやや脱線気味の楽しい対談もあります。まだご覧になっていないみなさんは、ぜひご一読を♪

　本章では、前著でもふれた重要な事柄について、人体サプライチェーンをからめながら、ぎゅっと凝縮して説明していきます。

腫瘍とは？

腫瘍は「勝手に増える細胞たちからなる病変」で

す。勝手に細胞が増えるので、その部分がほかと比較して盛り上がったり、硬くなったりすることがあります。俗に「できもの」といいますね。

今まで説明してきた炎症や感染症と病態が異なるのは、人体サプライチェーンにおけるモノや情報の流れの異常（機能的疾患）ではなく、人体サプライチェーンを作っている細胞や組織の「形」に異常をきたすという点です。これを、器質的疾患といいます。

異型

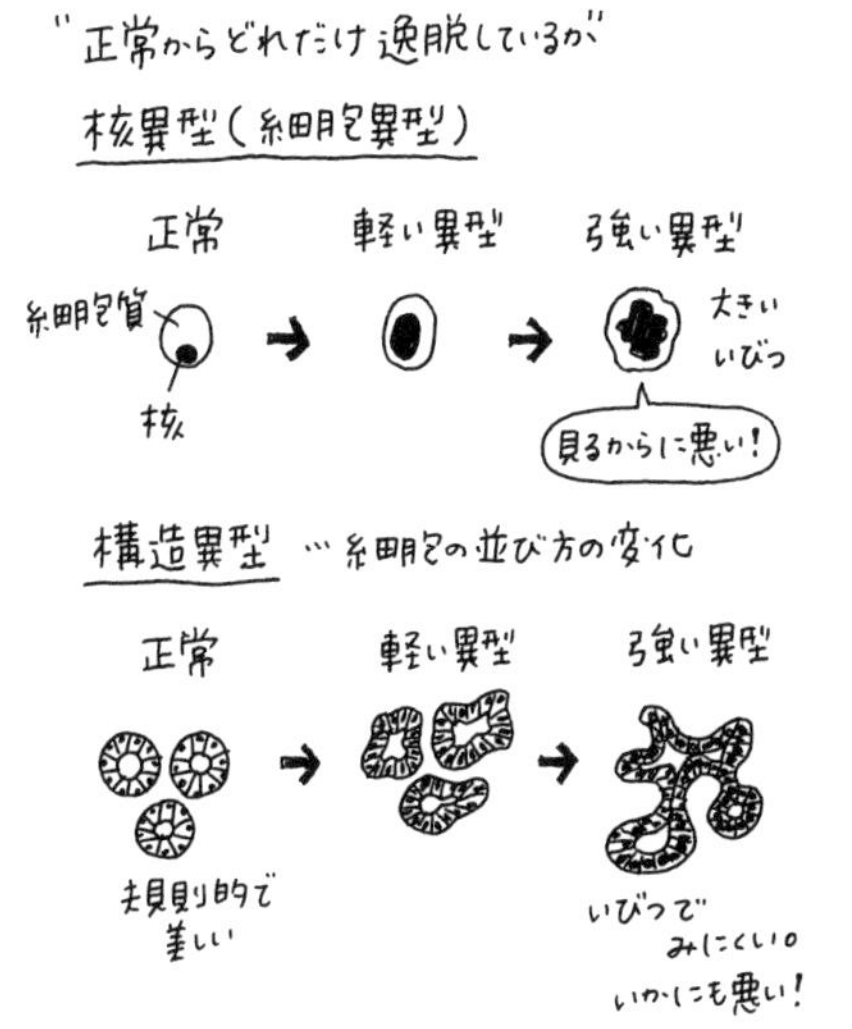

腫瘍には、良性と悪性のものがあります。

良性というのは死なない病気、悪性というのは放っておくと死んでしまうかもしれない病気だと、まずはとらえておきましょう。真面目な教科書にはそんなふうに乱暴には説明していませんが、かなり正しい理解だと個人的には思っています……。

病理学的に良性と悪性を見分けるポイントはいくつかあるのですが、重要な特徴は「異《い》型《けい》」と「分化」です。「異型」は、正常から

分化

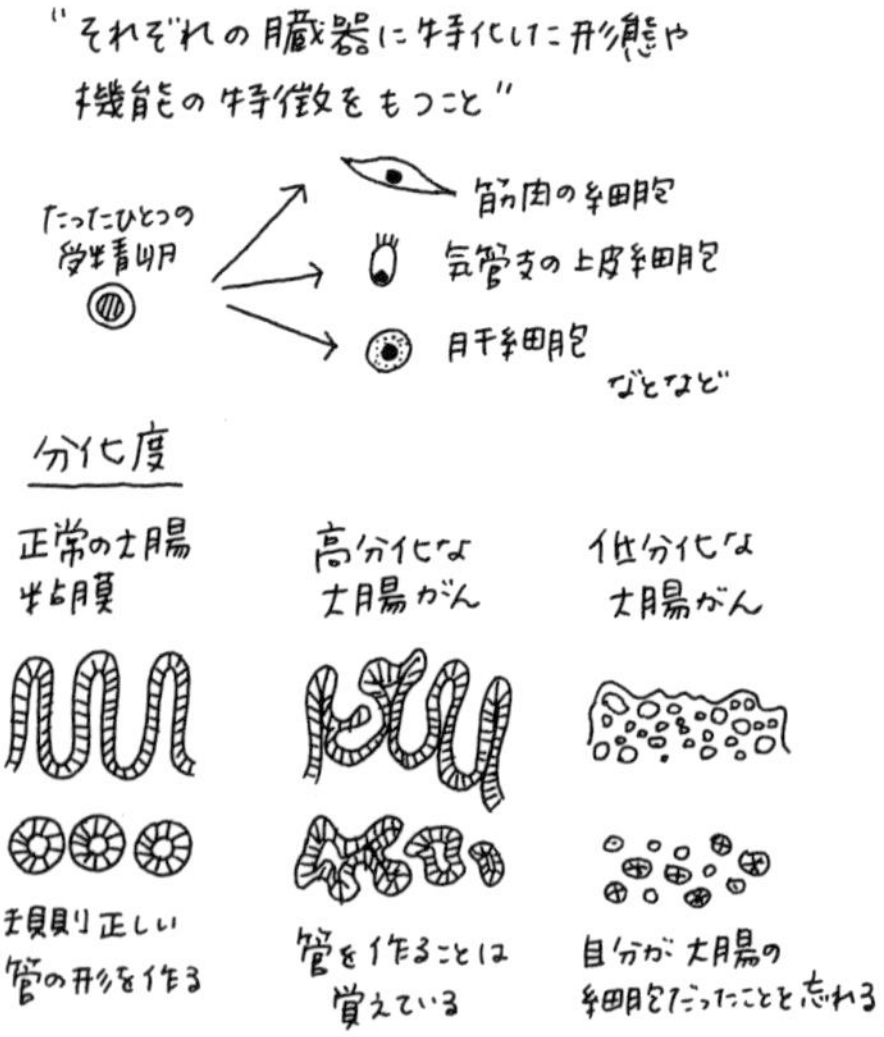

どれだけ逸脱しているかという形態の違いを意味します。一方「分化」は、たったひとつの受精卵が細胞分裂を繰り返し、それぞれの臓器に特化した形態と機能の特徴を持つことをいい、その状態を「分化度が高い」と表現します。

腫瘍が悪性であるかどうかを見極めるには、異型がどのくらい強いか、つまり正常からどのくらい形が異なっているのかという程度（「異型度」といいます）と、分化の度合いに注目します。通常、分化度が低くなるほど異型度が強くなります。つまり、臓器特有の形態や機能の特徴を失った細胞ほど、「醜くなる≒異型度が強くなる≒悪性度が高くなる」という傾向があるのです。

このように、異型度と分化度によって良悪性を判断しますが、その程度はグラデーションのように個々の症例でまちまちです。ときには、良性にするか悪性にするか診断に迷うグレーゾーンの腫瘍も存在します（I章の最後のコラムで、バナナの病理診断をご紹介したのを思い出してください）。その場合は、ほかの特徴も加味して、慎重に診断していくことになります。

いずれにしても、診断する病理医の判断によって良悪性は決まります！　良悪性の診断を数値化するのは難しく、とても主観的であるともいえます。

では、悪性腫瘍である「がん」についての説明に入りましょう。

がんとは？

「がん」は悪性腫瘍ですから、放っておくと死んでしまう病気です。ですから、基本的に見つけたら治療するのが大原則です。

病理学的にもう少し細かな話をしておくと、ひらがなの「がん」と漢字の「癌」は意味が異なります。ひらがなの「がん」は、一般のみなさんにわかりやすいということもあって、便宜上メディアで「悪性腫瘍」を意味するときに広く使われていますが、漢字の「癌」は、「上皮性の悪性腫瘍」という厳密な定義があります。

上皮というのは、外界と接している細胞のことをいいます。代表例は身体の表面を覆う皮膚ですが、消化吸収を担う消化管の食べ物と直接ふれる粘膜も上皮です。胃や

がんと癌

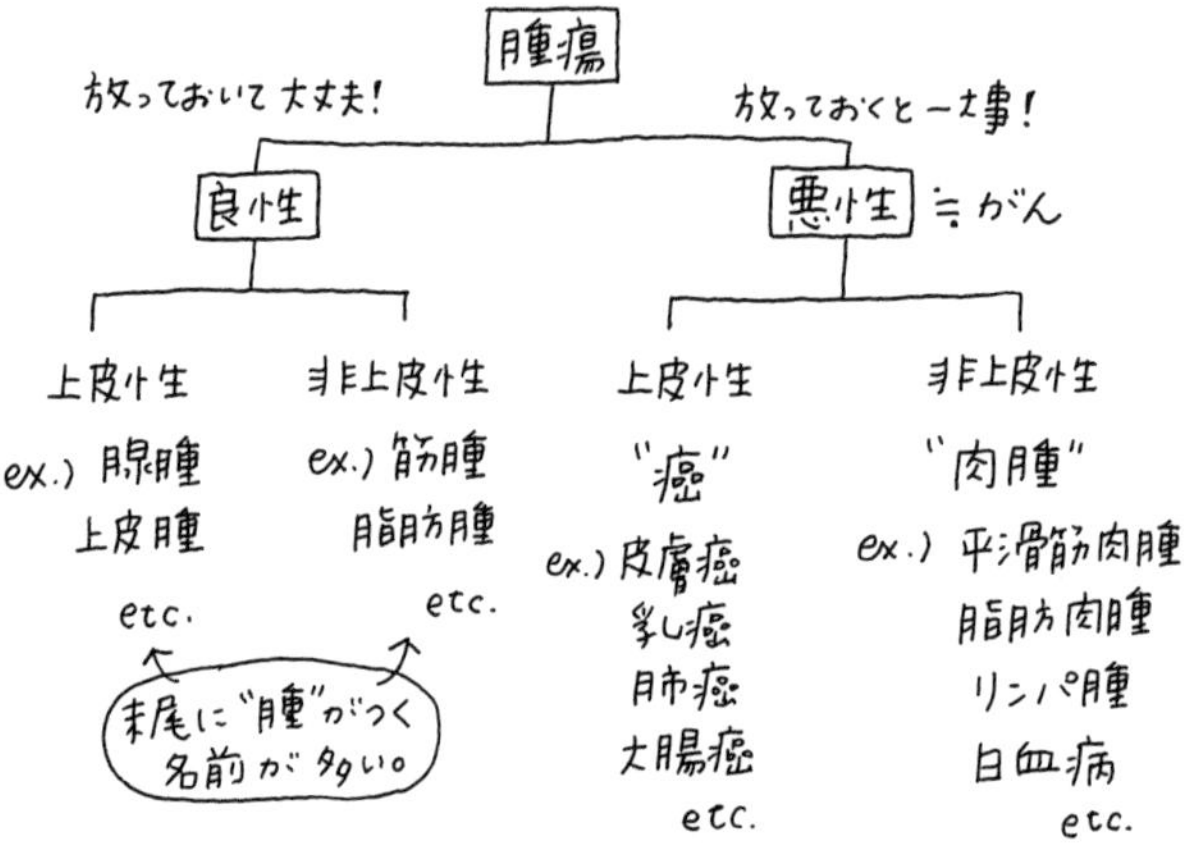

大腸など、身体の奥深くにあったとしても、食べ物や消化液が通る場所は外界と接しているといえるので、上皮なのです。空気を出し入れする呼吸器（気管支や肺）も、尿が出てくる泌尿器（腎臓や尿管や膀胱）も、赤ちゃんが出てくる子宮も、外界と接する部分の細胞は、みんな上皮でできています。この上皮という細胞が、制御が効かない状態で勝手に増えた病変が、漢字の癌です。

よって、皮膚にできたがんは「皮膚癌」ですし、そのほか舌癌、胃癌、大腸癌、肺癌、腎臓癌、子宮癌というように、漢字の「癌」がつきます。一方、外界と接する細胞ではない場所のがんは、肉腫や白血病やリンパ腫といった特別な名前がついています。

たとえば、骨や脂肪。皮膚がむけて、開放骨折というような大怪我をするようなことがない限り、骨や脂肪は決して外界と接することはありません。骨や脂肪の細胞ががんになると、骨肉腫や脂肪肉腫といった「肉腫」という独特の名称がつきます。

また、血液の細胞である赤血球、白血球、血小板は、血管の中のみに存在する細胞であり、もし血管の外で血液の細胞を見るとしたら、その状態は「出血」です。外界と接しない血液の細胞ががん化すると、白血病やリンパ腫といった名前がつきます。

がんは「どんなふうに」悪いの？

なぜ、がんは悪性の腫瘍なのでしょうか。もし放っておいたらどうなるのでしょうか。がんという病気は、いったいどんなふうに悪いのでしょうか。

がんには大きく分けて、3つの特徴があります。①周囲を破壊するように広がること、②周囲の栄養を奪うこと、③転移をすることです。

周囲を破壊するように広がる

この特徴を「浸潤」と表現しますが、がん細胞は無秩序にどんどん増える制御の効

がんの性質①

◆周囲を破壊するように広がる

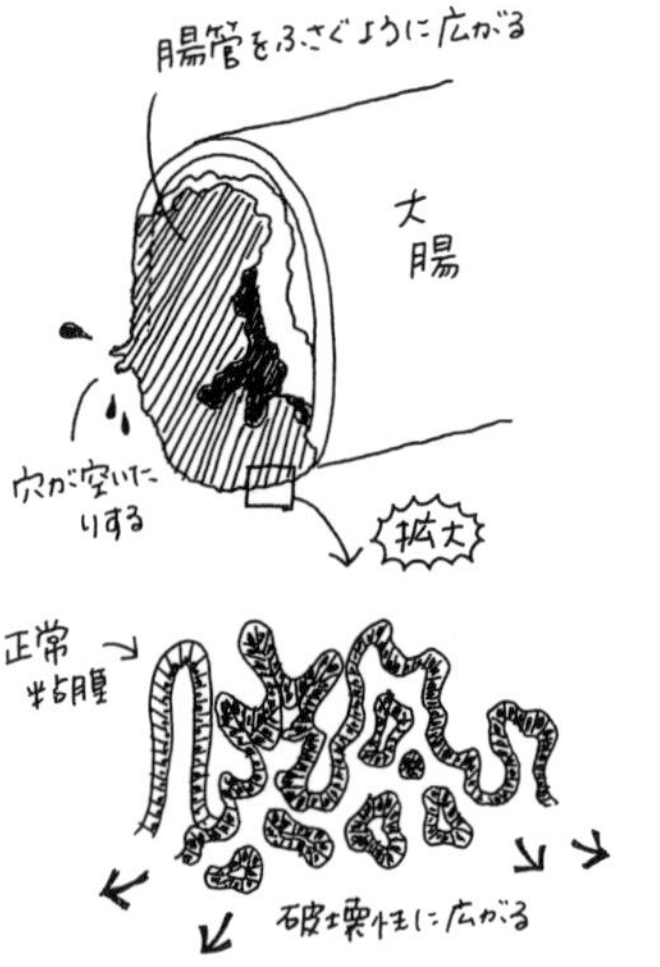

かなくなった細胞たちですから、組織の形を壊してしまいます。食道や胃や大腸など消化管の場合は、管の中にがん細胞が充満し、閉塞を起こし、食べ物が通らなくなってしまいます。また、がん細胞は異常な細胞であるため、死にやすい傾向もあります。がん細胞の死滅によって病変の一部が腐ると、そこから出血したり、あまりに程度がひどいと臓器に穴が開いてしまうこともあります。また、大量の細胞が一度に死ぬと、細胞の中の成分が一気に外に出ていき、身体の機能を乱します。

私たちの身体において、電解質の濃度は細胞の中と外で大きく異なります。細胞内外のイオンの電位差によって、身体の機能が調整されているのです。

ところが、細胞が一度にたくさん壊れると、細胞の中にたくさん含まれるカリウムイオンが細胞外に放出され、血液の中に一度に大量に入り込むことになります。すると、それが原因で心臓の動きが乱され、重篤な不整脈を起こすこともあります。器質的な疾患が機能にも影響を与える。つまり、人体サプライチェーンの流れを妨げることが悪性の特徴のひとつです。

周囲の栄養を奪う

末期がんの患者さんは、とても痩せていることが多いですよね。消化管にがんができて食べることができなくなる場合もありますが、全身に広がったがん細胞に栄養の大半を奪われているということが要因です。この状態を「悪液質《あくえきしつ》」と呼びます。

無秩序に増えるがん細胞は、身体の中に貯蔵されている蛋白質やコレステロールといった細胞の構成に必要なものや、グルコースを中心としたエネルギーとなる栄養をどんどん奪っていきます。すると正常な細胞は飢餓状態となり、臓器の正常な機能を保つことができなくなるのです。

特にがん細胞は、グルコースを無駄に細胞内に溜め込む性質があります。この性質を利用した画像診断法が、ポジトロン断層法（PET）です。これは、細胞内に蓄積したグルコースの一部の分子を検出する方法です。

また、がん細胞は十分な酸素があっても、嫌気的代謝を行うといわれています（人体サプライチェーンの骨格筋のところで登場した言葉です。酸素が少ないときに急場をしのぐエネルギー産生法です）。その理由はわかっていませんが、細胞増殖の観点でがんが生存する上で有利なためではないか、ということがいわれています。

がん細胞は食欲旺盛な分、増えすぎると栄養不足となり、すぐに苦しくなります。低酸素状態となったがんは生き残りを図るべく、自分のところへ新しく血管を引き込むことを考えます。つまり、自分専用の配送センターを作ってしまうのです。

これは腫瘍血管新生という現象ですが、新しくできた腫瘍部の毛細血管はとても異常な形をしていて、血液成分が漏れやすく、がんの部分はほかと比べて水浸しのような状態になりやすいのです。こうなると、組織の圧が高まって、抗がん剤が入りにくくなるということもあります。

　このように、がん化した細胞は、その細胞が持つ正常の機能を失い、ルールを破ってやたらと栄養ばかりを貪る厄介な細胞たちです。働かないならず者になったがん細胞は、周りの栄養を強奪しながら勝手に自分の都合のいいように異常な配送センター

がんの性質②

◆周囲の栄養を奪う

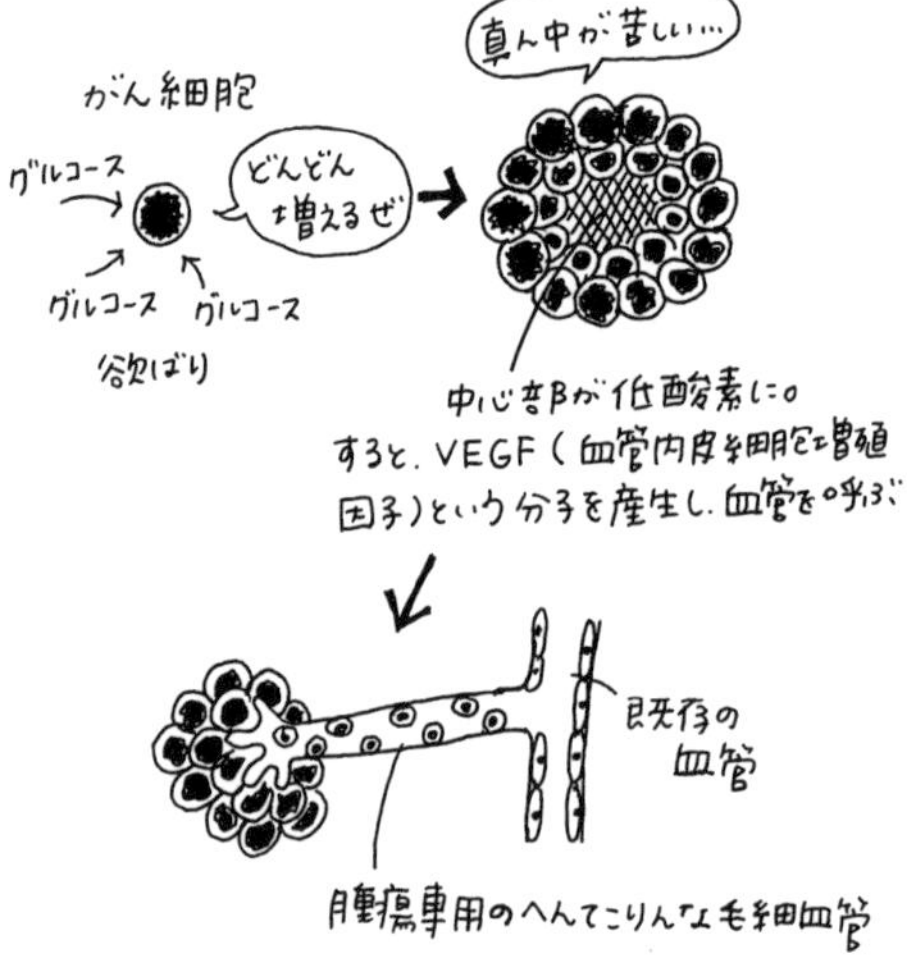
真ん中が苦しい…
がん細胞
グルコース
どんどん増えるぜ
グルコース
グルコース
欲ばり
中心部が低酸素に。
すると、VEGF（血管内皮細胞増殖因子）という分子を産生し、血管を呼ぶ
既存の血管
腫瘍専用のへんてこりんな毛細血管

を作ったり、栄養を横取りしたり、その場の組織構築を破壊したりと乱暴なふるまいをしながら、仲間をどんどん増やしていきます。

転移する

外科医が完璧な手術をして、がんの病巣を完全に切除したとしても、その時点で、肉眼で見えないがん細胞が血管やリンパ管を介してリンパ節やほかの臓器に転移していた場合は、完全にがんを治したことにはなりません。

がん細胞は、「浸潤性」に発育する特徴があります。正常の臓器の構造を破壊しながら増殖していくのですが、その際、静脈やリンパ管の壁も壊します。すると、そこからがん細胞が入り込み、血液やリンパ液の流れに乗って、ほかの臓器に運ばれていくのです。

転移するがん細胞にはいくつかの特徴があります。上皮性のがん、つまり「癌」を例にして見てみましょう。

もともと癌細胞は、隣の細胞と強固にくっつくという上皮細胞の性質を持っていますが、自在に浸潤したり転移したりするには、細胞同士が結合する力をゆるめて、一つひとつがばらばらになったほうが好都合なのです。そのため、転移する癌は細胞結

がんの性質③

◆遠くに転移する

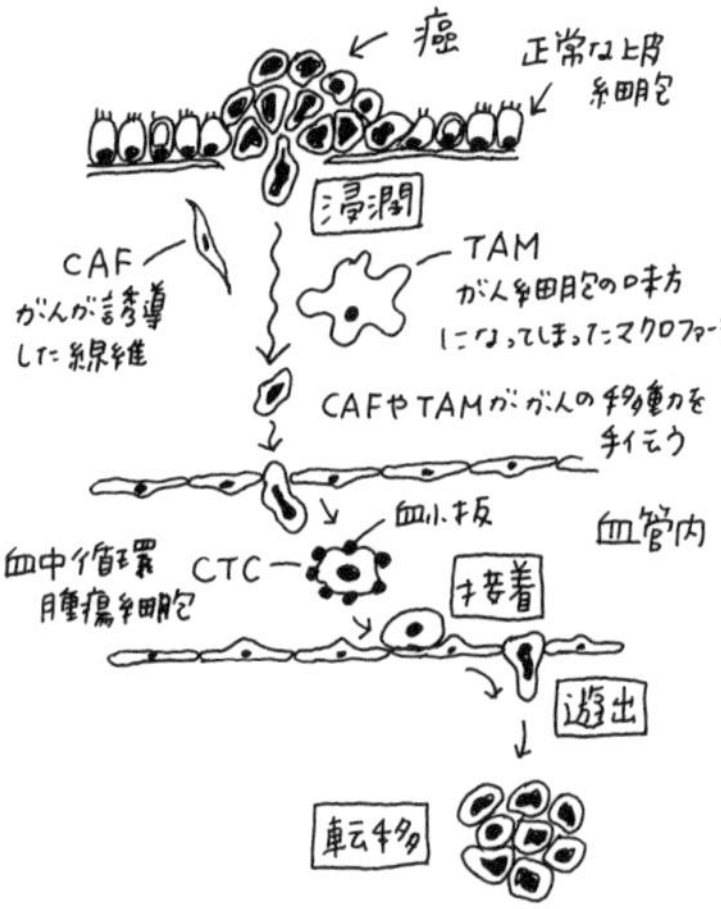

合性がゆるいという特徴を獲得します。また、血管内には白血球など癌細胞が来たら攻撃を仕掛けてくる敵が待ち構えています。

よって、血中に流れ出した癌細胞（血中循環腫瘍細胞（ＣＴＣ））は、自分の周りに血小板をくっつけて、白血球の攻撃から保護してもらうような戦略をとったりします（かなりずるがしこい）。さらに、転移先としてよさそうだなぁと思われる場所まで首尾よく流れ着くと、そこで再び強い接着力を発揮させ、臓器に侵入していくのです。癌細胞はまるで細菌やウイルスのように、その場の環境に適応して自分の細胞の性質を自在に変えながら増殖していくことが、様々な研究で明らかになってきています。

物質を運ぶ配送センターと道路である毛細血管を利用して、遠くに配送されてしまう転移という癌細胞の性質は、その治療を難しくさせています。

ですから、癌に限らず、すべての悪性腫瘍、すなわちがん治療には、早期発見が重要で、がんが浸潤性にどんどん発育する前に治療をしてしまうということが、がん治療の鉄則なのです。

なぜ、がんはできるの？

直接的ながんの要因は、遺伝子の異常です。人間の身体は、約37兆個の細胞で構成されていますが、細胞の寿命は、その臓器や組織によって異なります。細胞の生死は、すべて遺伝子によって調整されていて、適切なターンオーバーが維持されているのです。腫瘍は良性腫瘍を含めて、何らかの遺伝子異常によって、細胞の増殖が相対的に加速した状態であるといえます。

細胞の数を調整する遺伝子は、大きく4つに分類できます。①細胞を増殖させる遺伝子、②細胞の増殖を抑制する遺伝子、③プログラムされた細胞死（アポトーシス）を調整する遺伝子、④遺伝子を修復する遺伝子です。

もしも怪我や感染症といった何らかのアクシデントが生じ、細胞がいつもより多く障害され死んでしまったりした場合は、①の細胞を増殖させる遺伝子が強く働くでしょうし、細胞の数が回復してきたら、②の細胞の増殖を抑える遺伝子が働くことで、

発がんの流れ

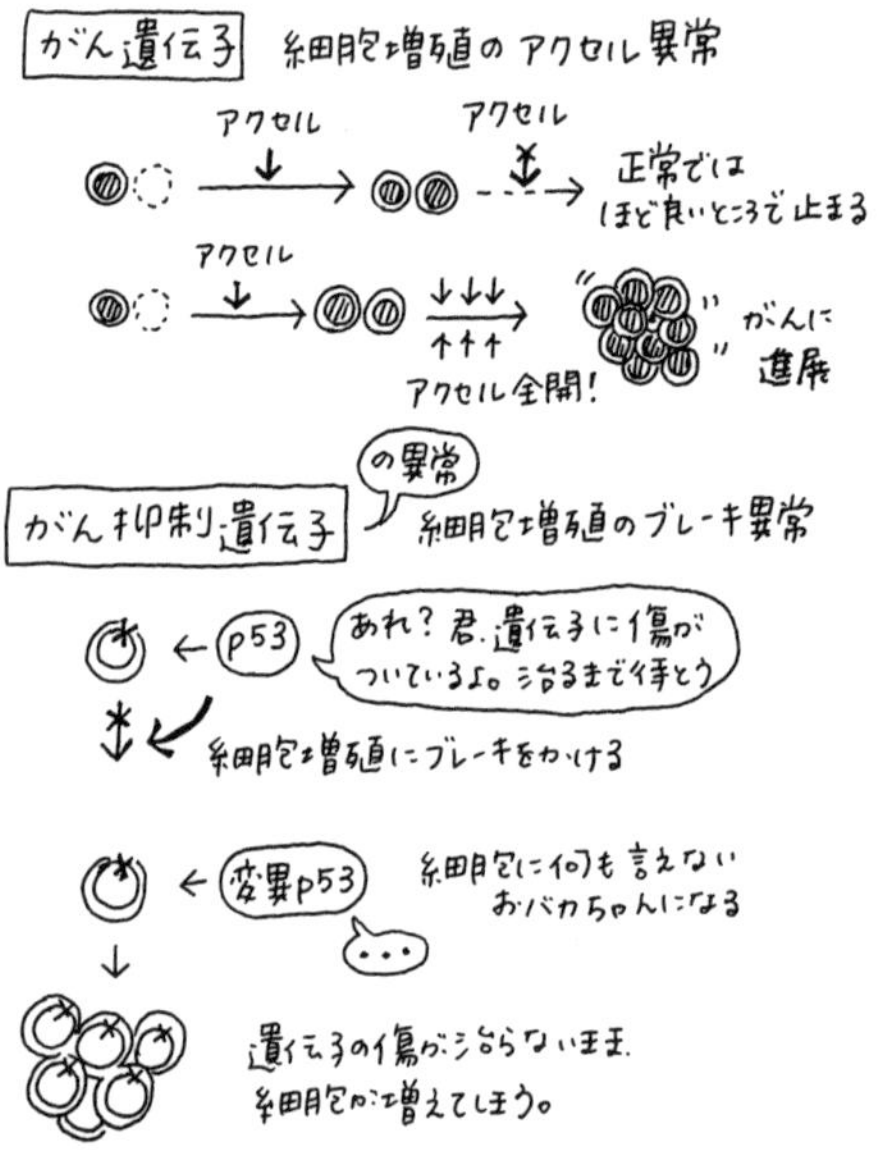

がん遺伝子
細胞増殖のアクセル異常
アクセル
アクセル
正常では
ほど良いところで止まる
アクセル
アクセル全開!

細胞増殖のブレーキ異常
p53
あれ？君、遺伝子に傷がついているよ。治るまで待とう
細胞増殖にブレーキをかける
変異p53
細胞に何も言えないおバカちゃんになる

遺伝子の傷が治らないまま、
細胞が増えてしまう。

過剰な細胞増加を防ぎます。①②③の遺伝子は、その時々の身体の状態を察知し、協調して細胞の生死を調整しているのです。

また、細胞分裂のタイミングで偶発的に遺伝子のコピーミスが生じてしまうことがあります。そのミスをすみやかに修復し、次世代の細胞に遺伝子変異が継承されてしまわないようにすることで腫瘍が発生しないようにしている遺伝子が④です。

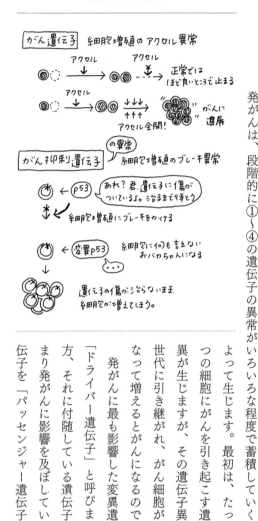

発がんは、段階的に①〜④の遺伝子の異常がいろいろな程度で蓄積していくことによって生じます。最初は、たったひとつの細胞にがんを引き起こす遺伝子変異が生じますが、その遺伝子異常が次世代に引き継がれ、がん細胞が集団となって増えるとがんになるのです。

進展"
がん抑制遺伝子

発がんに最も影響した変異遺伝子を「ドライバー遺伝子」と呼びます。一方、それに付随している遺伝子で、あまり発がんに影響を及ぼしていない遺伝子を「パッセンジャー遺伝子」といいます。がんの診断や治療に用いられる遺伝子は、ドライバー遺伝子のほうです。

がんの多くは、ひとつのドライバー遺伝子の異常ではなく、いくつかのドライバー遺伝子が重なっていって発病することが知られています。これを「多段階発がんモデル」といいます。

多段階発がんのパターンが多いのが、大腸がんです。最初にAPCというドライバー遺伝子に異常をきたすと、正常の粘膜にきのこのような形の良性のポリープができます。腺腫と呼ばれる段階です。これを放っておくと、ポリープは次第に大きくなり、K－rasや、p53といった様々なドライバー遺伝子の変異が蓄積されて、次第にポリープの一部ががん化し、ついには進行がんになっていきます。

遺伝子異常を引き起こすものは？

遺伝子異常を引き起こすものは、いったいどんなものがあるのでしょうか。

多段階発がんのメカニズム

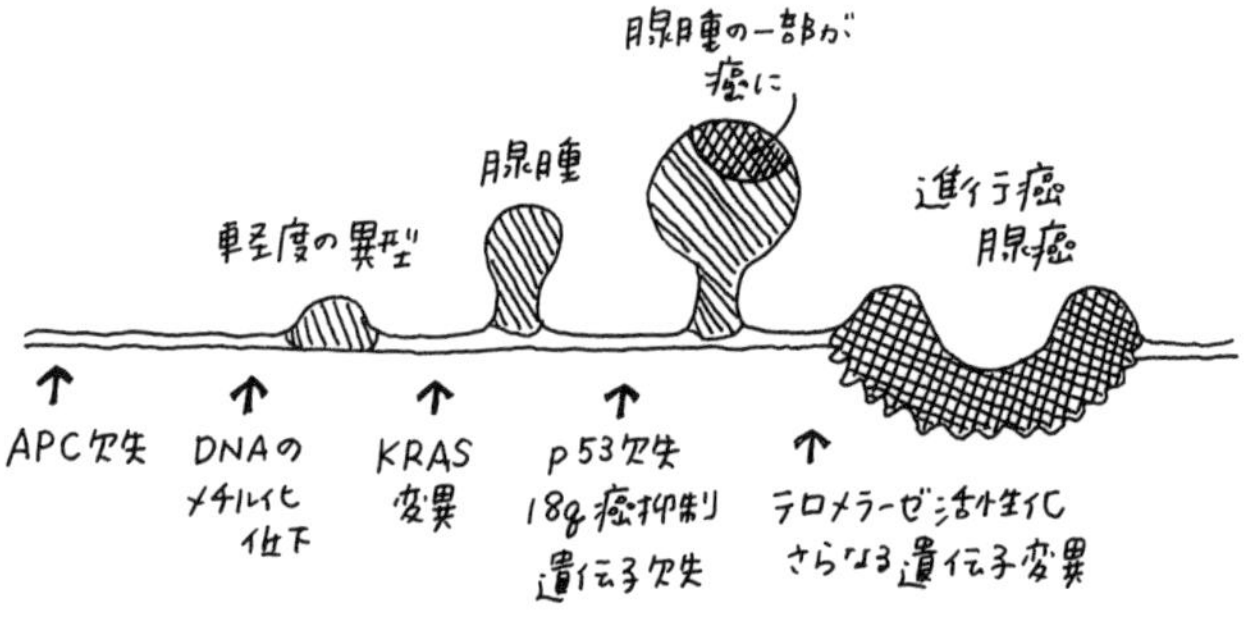

加齢

がんは、高齢者の病気のイメージがあると思いますが、その通りです。細胞分裂の回数が多いほど、遺伝子のコピーミスの頻度も高まっていきます。よって、細胞の老化は、微細な遺伝子変異が蓄積していくということを意味しています。

ただ、正常な細胞は、この加齢による細胞老化をむしろ、がん化を制御する仕組みのひとつとして利用していたりもします。細胞にはテロメアという染色体の尾っぽがありますが、この尾っぽは、遺伝子の安定性を維持する機能を持っています。しかし細胞の老化により、このテロメアが短縮するのです（まるで時限爆弾のように、細胞分裂するごとにテロメアが短くなり、細胞の寿命を知らせるのです）。そして、テロメアの機能が低下すると、遺伝子の複製ができなくなり、細胞死を迎えます。

実は、がん細胞は、このテロメアの短縮を防ぐテロメラーゼという酵素を作り出し、遺伝子異常があっても、細胞分裂が続けられるような不死身に近い性質を獲得していくのです。

環境因子

発がん物質という言葉を聞いたことがあると思います。代表例は喫煙。肺がんに限らず、たばこに含まれる発がん物質は舌がん、咽頭や喉頭がん、食道がん、すい臓がん、膀胱がんなど多くの臓器のがんのリスク因子になります。

また、肺がんだけではなく、発がん物質による肺胞への慢性炎症によって、肺気腫や慢性気管支炎といった慢性閉塞性肺疾患（ＣＯＰＤ）を引き起こす要因となります。肺をはじめとした身体の老化を、著しく促すものといえましょう。

そして飲酒は、口腔や喉頭、食道、そして肝臓がんのリスクにもなります。

食生活の影響も見逃せません。特に大腸がんや前立腺がん、乳がんは、欧米型の食物繊維の少ない食生活がリスクであるといわれていますし、肥満自体も発がんのリスクになります。

女性においては出産歴も重要です。女性ホルモンのエストロゲンによって増殖するタイプの乳がんや子宮体がんは、妊娠、出産を経験したことのない女性に多いといわれています。なぜなら妊娠中は月経が停止し、プロゲステロンが高い状態が続くのですが、このことがエストロゲンの作用を弱めるからなのです。

ウイルスや細菌の持続的な感染も、発がんのリスクです。ヒトパピローマウイルスはヒトのＤＮＡに入り込み、その細胞分裂の周期を乱すことで、子宮頸がんや陰茎がんを引き起こします。

また、成人であれば誰でもほぼ感染しているといわれるＥＢウイルス（「エプスタイン・バール・ウイルス」ともいいます）。このウイルスは、ふだんはおとなしいのですが、ときに何かがトリガーとなって胃がんや咽頭がん、ある種のリンパ腫といったがんを引き起こすことがあります。このほか、ヘリコバクター・ピロリ菌は胃の粘膜に慢性の炎症を引き起こし、その炎症が発がんのリスクになります。

ほかにも、紫外線が皮膚がんのリスクになったり、以前は建設資材として主に使われていたアスベスト（石綿）が悪性中皮腫という、胸腔や腹腔を覆う中皮細胞由来のがんを引き起こすことなどがわかっています。

遺伝

「うちはがん家系だから」という話を耳にすることがありますが、両親ががんになったことがあるからといって、即、がん家系というわけではありません。加齢は発がんのリスクになりますから、長寿がリスクになる、長生きしたからがんになった、ということもあるのです。

一方、遺伝する家族性腫瘍というものがあります。今までお話ししてきた遺伝子異常は、体細胞に起こるものです。

細胞は、体細胞と生殖細胞に大別されます。体細胞は、さきほどお話しした高度に分化した各臓器特有の形態や機能を持った細胞たちのことで、生殖細胞は受精卵です。受精卵の段階で遺伝子に異常があると、細胞分裂によって、その異常はすべての細胞に引き継がれることとなり、臓器が異なっても同じ遺伝子異常を有していることになります。

生殖細胞レベルでの遺伝子異常を持っている方は、あらゆる臓器にがんができやすく、しかも若年でがんを発症することも少なくありません。

体細胞と生殖細胞の異常の違い

◆生殖細胞の異常→遺伝性腫瘍

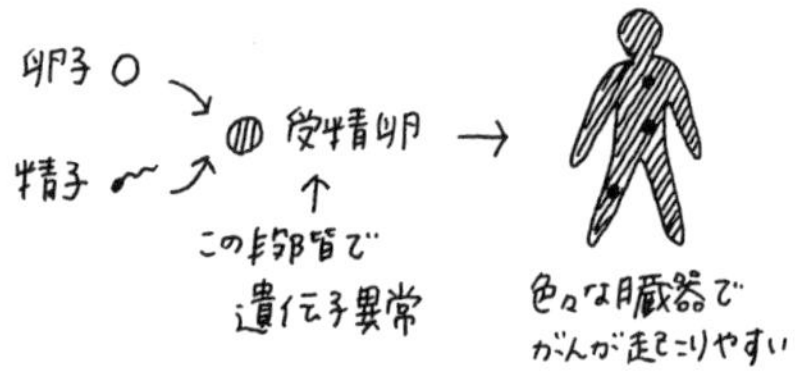

◆体細胞の異常→たまたまの腫瘍

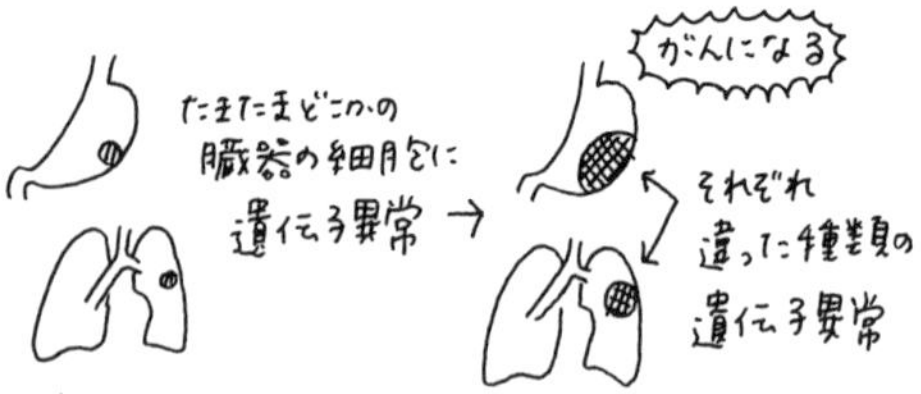

がん細胞の顔つき

遺伝子異常については様々な悪性腫瘍でどんどん明らかになっていますし、臓器が違っても同じ遺伝子に異常がある病気がどんどんわかってきています。これからのがん治療は、臓器別というよりも遺伝子の異常の違いによって変わってくるのかもしれません。特に抗がん剤の選択には、現在、臓器を越えて同じ薬が使われることも増えています。

　では、遺伝子異常だけでがんのすべてがわかるのでしょうか。いいえ、そんなことはありません。遺伝子異常がどんどん明らかになったとはいえ、がんができる過程において、その異常がどんな影響を与えているのか、依然多くのことがわかっていないのです。

私たち病理医は、あらゆる病気、特に悪性腫瘍を診断することを専門としています。顕微鏡で細胞の一つひとつの形、それらが作る組織構造が正常からどれだけ逸脱しているか、その異型性を判定します。また、どんな免疫担当細胞がどこをターゲットにしているかによって、どんな炎症が起きているか、その原因が感染症なのか、膠原病なのか、といったことも診断します。

遺伝子異常は、顕微鏡では確認できません。病理医は遺伝子異常の結果、細胞がどんなふうに変化したのか、その顔つきを観察して診断しているといえます。

がん細胞はさきほど分化の話をしましたが、分化度がよいほど、発生したもともとの組織、つまり正常な細胞に似ています。ですから、私たちはたとえ転移してしまったがん細胞であっても、がん細胞の顔つきを見ればある程度、どこからやってきたのかを判断することができます。

よく見かける例として、大腸がんの肝臓転移を取り上げてみましょう。人体サプライチェーンを思い出していただきたいのですが、小腸や大腸で吸収された栄養分は血管を介して肝臓にやってきます。つまり、小腸や大腸を出発した輸送経路である血管は、肝臓に流れ込みます。この血管を「門脈」といいます。よって、大腸がんは、こ

〝おうち〟によるがん細胞の顔つきの違い

◆大腸がん　　◆肝細胞がん

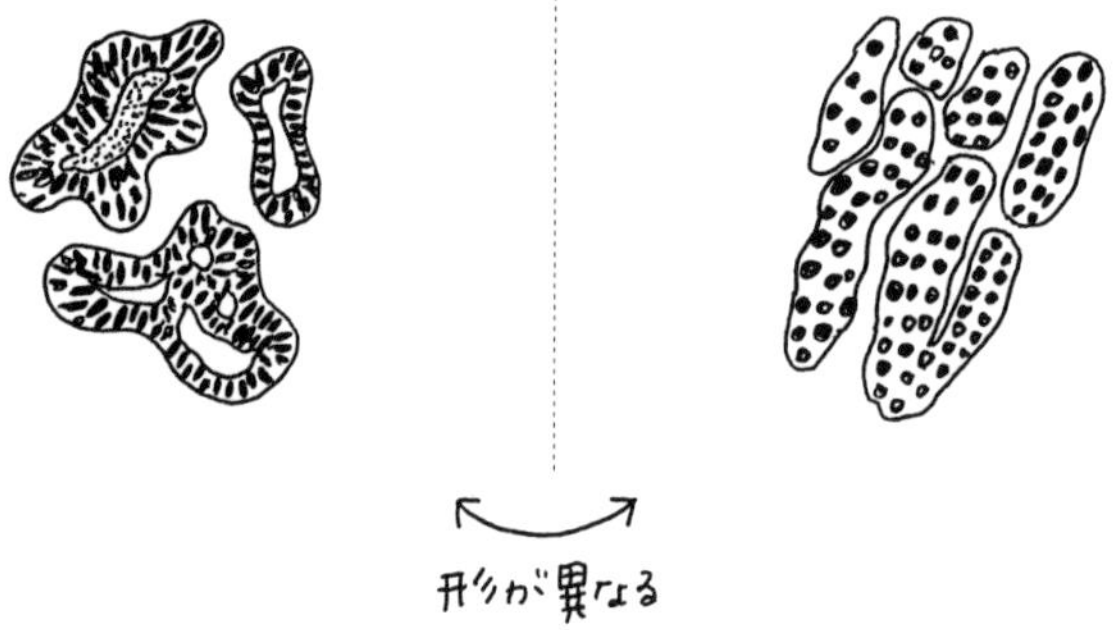

の輸送経路を通して、肝臓に転移することが多いのです。

肝臓に転移したがんも、もともと発生した場所、つまり大腸がんの細胞と同じ顔つきをしています。肝臓で発生した肝細胞がんとは全く異なる形をしていますので、病理医は細胞の顔つきを見れば、「これは大腸由来」「いやいや、これは肝臓で発生したがん」ということを判断できます。

あなたのおうちはどこ？
「原発不明がん」

前著『おしゃべりながんの図鑑』でも、様々な臓器のがんの特徴について説明しました。

しかし、まれにがんの出所がわからないという場合があります。がんの出所を「原発《げんぱつ》」といい、医学用語ではその対義語が「転移」です。よって、出所がわからない転移したがんを「原発不明がん」といいます。「首のリンパ節が腫れているな」と思ったら、そのリンパ節にがんが転移していることが原因であったとか、ひどい腰痛で整形外科を受診したら背骨にがんの転移が見つかった、あるいは具合が悪くてCT検査を試しに受けたら、肝臓にたくさんのがんの転移があった、というような場合が、原発不明がんです。

原発不明がんの場合は転移したがんが先に見つかるわけですから、だいぶ進行したがんであることが大半のため、手術で治すことが難しい場合が多いです。

いずれにせよ原発不明がんが見つかったら、そのがんがいったいどの臓器からやってきたのか（「原発巣《そう》」といいます）を探し出す必要があります。というのも、原発巣がどこであるかによって、抗がん剤治療をはじめとした治療方針も異なってくるからです。また、リンパ節ならリンパ節にできるリンパ腫というがんや、骨なら骨にできる腫瘍かどうかも考える必要があります。そのがんがその場所から出た原発のがんであるのか転移なのかは、つねに医師を悩ませる問題です。

最近は、CTやMRI、あるいはPET検査といった画像検査の進歩によって、原発不明のがんは少なくなりましたが、それでも私が勤務する病院では、年に数例くらいの頻度で原発不明がんの患者さんがおられます。その場合は、臨床医の先生方にとって、病理診断が頼みの綱ということになってきます。「原発巣探し」のための病理診断では、たいがい体表に近い転移巣から病変がサンプリングされて、病理検査室に届きます。

われわれ病理医は、まずはがん細胞の形態から原発巣を推定します。前述したように、がんは原発である臓器によって、その形やふるまいに特徴があります。細胞一つひとつの形だけではなく、その配列の仕方や広がり方などを丹念に観察することで、原発巣の推定が可能です。

ただ、そんなに甘くないのが原発不明がんの病理診断。問題は、さきほど説明したがんの「分化度」です。高分化のがんは出所の臓器の特徴を有しているため、原発巣らしさが形態に残っているのですが、低分化になるほど、がん細胞は自分がいったいどこから生まれてしまったのか、その記憶を失っていきます。形態は、もともとの臓器からかけ離れ、形だけでは、いったいどこから来たがんなのか、わからなくなります。

そんなときに補助的な方法として、免疫染色という特殊な方法で、がん細胞を染色してみることにします。免疫染色は、その細胞が持っている物質（＝抗原）に反応する抗体を用いて染色する方法です。形態だけではわからないがん細胞の分子生物学的な特徴を検出するのに、有用なのです。

しかし、残念ながら、やはり低分化になると、がん細胞は分子生物学的にもともとの臓器と、その特徴がかけ離れてしまっていることが少なくなく、免疫染色を施行してもあまり情報が得られない、ということもあります。

どうしても原発巣がわからない正真正銘の「原発不明がん」は、「原発不明がん」として抗がん剤をはじめとした治療を行うことになります。原発不明がんの治療ガイドラインというもので推奨されている治療法があるので、それに基づいて治療を進めていきます。

がんの治療法

まずは「切る」

さきほど説明したように、がんは広がると周囲を破壊しながら大きくなり、血管やリンパ管も壊して、リンパ節やほかの臓器に転移する危険が増します。転移すると、外科手術で治すことは困難になります。よって早期発見、早期治療が鉄則です。

がんは早期で見つかって、その大きさが小さければ小さいほど、小さな手術で済み、術後の回復も早いのです。食道や胃、大腸がんでは内視鏡によって切除することができるようになりましたし、おなかの傷を最小にする腹腔鏡手術といった低侵襲《ていしんしゅう》の手術（器具を挿入するための小さな傷だけで行い、身体への負担を最小限に減らした手術）が盛んになっています。

また、近年はロボット手術が登場し、特に前立腺がんや婦人科系腫瘍に対してよく行われるようになりました。これは外科医がロボットを遠隔操作する手術方法ですが、外科医の手すら邪魔になるような狭い場所を操作する場合など、視野がよく確保でき、素手では難しい手術操作が可能になった上、出血量も少なくて済むようにもなっています。

では、最初からがん細胞が全身を流れている白血病は、どう治療するのでしょうか。この場合は手術で治すことができませんので、化学療法を行ったあと骨髄移植を行うというのが、通常の治療の流れです。ただ早期発見、早期治療の重要性は同じで、白血病も初回治療の際のがん細胞の量が、そのまま予後に影響します。

がんを「壊す」抗がん剤治療

抗がん剤治療は、昔はとても苦しくてつらい治療であるというイメージがありました。たしかに今でも毛髪が抜けたり吐き気を催したり、それ以外にも様々な副作用が出ますので、つらい治療であることに変わりはありません。しかし、吐き気止めをはじめ、様々な副作用を軽減するよい薬が次々と開発されているため、以前と比べると治療の負担もずいぶん軽減されてきています。

抗がん剤の開発も急速に進んでいます。今までは殺細胞薬といって、がん細胞だけではなく正常の細胞にも大きなダメージを与える抗がん剤が主流でしたが、近年、がん細胞が持っている特有の分子にのみターゲットを当てた抗がん剤「分子標的治療薬」が登場しました。また、がん細胞を攻撃するリンパ球の働きを強める「免疫療法薬」も開発され、特に末期の肺がんの患者さんの予後が著しくよくなりました。

殺細胞薬は、細胞周期を無理矢理停止させる薬剤です。最初に開発されたナイトロジェンマスタードやシクロホスファミドといったアルキル化剤やメトトレキセートといった代謝拮抗剤のほか、細胞分裂時に登場する微小管にターゲットを当てた微小管標的薬などがあります。正常な細胞もゆるやかな細胞周期を持っていますから、これらの薬はがん細胞だけではなく、正常な細胞にも影響を及ぼします。

分子標的治療薬には、主にキナーゼ阻害薬とモノクローナル抗体薬があります。慢性骨髄性白血病のイマチニブは、飲む抗がん剤として大きな反響を呼びましたし、その効果も絶大で、今は、これに続くたくさんのキナーゼ阻害薬が登場しています。また、モノクローナル抗体薬も乳がんのＨＥＲ２蛋白をターゲットにしたトラスツズマブを皮切りに、新薬が次々と登場しています。

なお、分子標的治療薬に関しては、標的となる分子をがん細胞が持っているのかどうかを病理診断で確認することもあります。これをコンパニオン診断といいますが、その薬の効果が必ずある患者さんを探し、効果的に治療するという意味では、とても大事な病理診断です。免疫療法薬については、のちほど詳しくお話ししましょう。

抗がん剤の効き目を後押しする薬剤の開発も、進んでいます。どんなにその抗がん剤の効果が高くても、適切な濃度がミクロのレベルでがん細胞のところにしっかり届かなければ、効果が減ってしまいます。

膵がんをはじめとした一部のがんは、がん細胞の周りに硬い線維を作る特徴があり、抗がん剤が届きにくい特徴があります。現在は、こういった特徴のあるがん細胞に、いかに抗がん剤をいきわたらせるかという研究が進んでいます。つまり、人体サプライチェーンをよく考えた上での治療法ということですね。

今後もさらに正常な細胞に影響が少なく、がん細胞のみになるべく効果が集中するような抗がん剤や、その抗がん剤を補助する薬が次々に開発されることでしょう。

がんを「焼く」放射線治療

放射線治療はエックス線、電子線、ガンマ線、粒子線（重粒子線・陽子線）などの放射線を病変に照射する方法で、前立腺がんをはじめ一部のがんでは、欧米においては外科手術よりも主流の治療法になっています。がん細胞に放射線を当て、遺伝子に傷をつけることでがん細胞を死滅させます。

手術と同じように完治することも可能ですが、基本的に放射線を照射した部位以外に広がったがん細胞を攻撃することはできません。また、被爆をすることになりますので、やはり副作用はありますし、正常の細胞も障害されるため、同じ部位への照射は原則1回しかできません。

以上のような欠点があるものの、メスを入れないでがんを焼いてしまうという放射線治療の利点はとても大きいですし、進行したがんの場合は、痛みを取るために放射線治療が行われることもあります。

新たながん治療「免疫療法」

炎症や感染症のところで、免疫の仕組みについてはかなり詳しく説明してきました。実は、免疫には腫瘍免疫といって、がんができないように監視する機構が備わっています。

細胞は、つねに「生まれては死ぬ」というターンオーバーを繰り返しており、その都度遺伝子の複製が行われています。非常に頻回な遺伝子複製においては、必ずエラーが起きてしまいます。エラーは修復遺伝子により解消されることが多いのですが、解消されなかった結果として、1日に数千個単位のがん細胞ができてしまうといわれています。ところが、私たちががんを患わないのは、できてしまったがん細胞を排除する腫瘍免疫が関与していることがわかっています。

感染症のところで登場したNK細胞は、変な形と働きを持つがん細胞を見つけて排除していますし、がんが変わった蛋白質（抗原）を出すと、それを認識した細胞傷害性T細胞がやはりがん細胞を攻撃して、がんが増殖するのを抑えているのです。

このように、免疫による監視機構が働いているのですが、がん細胞がこれらの監視を回避することができてしまった場合、がんになってしまうといわれています。

では、どんなふうに免疫を回避するのでしょうか。がん抗原を作らないようにするなど、いろいろな回避方法がわかってきていますが、その中で注目されているのが免疫寛容の誘導です。

免疫寛容は炎症のところで説明しましたように、免疫が自己の細胞を攻撃しないようにするためのメカニズムでした。がん細胞も、もともとは自己ですから、この免疫寛容を逆手にとって、うまく免疫の攻撃を交わそうという魂胆なわけです。

末梢の免疫寛容機構の中では、免疫チェックポイント分子が大事な役割を担っています。T細胞は抗原を見つけて活性化し、攻撃を仕掛けるくらい元気になると、働きが過剰になりすぎないように、今度は自分の細胞表面にCTLA－4やPD－1といった自分の活動を抑制するための免疫チェックポイント分子を発現し、攻撃が過剰にならないようにしています。

また、もともとCTLA－4をつねに細胞表面に発現している制御性T細胞も存在していて、やはり免疫の暴走を抑える役目をしています。

がん細胞は、この免疫チェックポイント分子を利用することを考えます。CTLA－4をもともと発現している制御性T細胞を呼んできて、自分を攻撃してくるマクロファージや樹状細胞などの働きを抑え込みます。また、がん細胞は自分の細胞表面にPD－L1というPD－1と結合する蛋白を発現して、細胞傷害性キラーT細胞の攻

免疫チェックポイント分子

◆CTLA－4

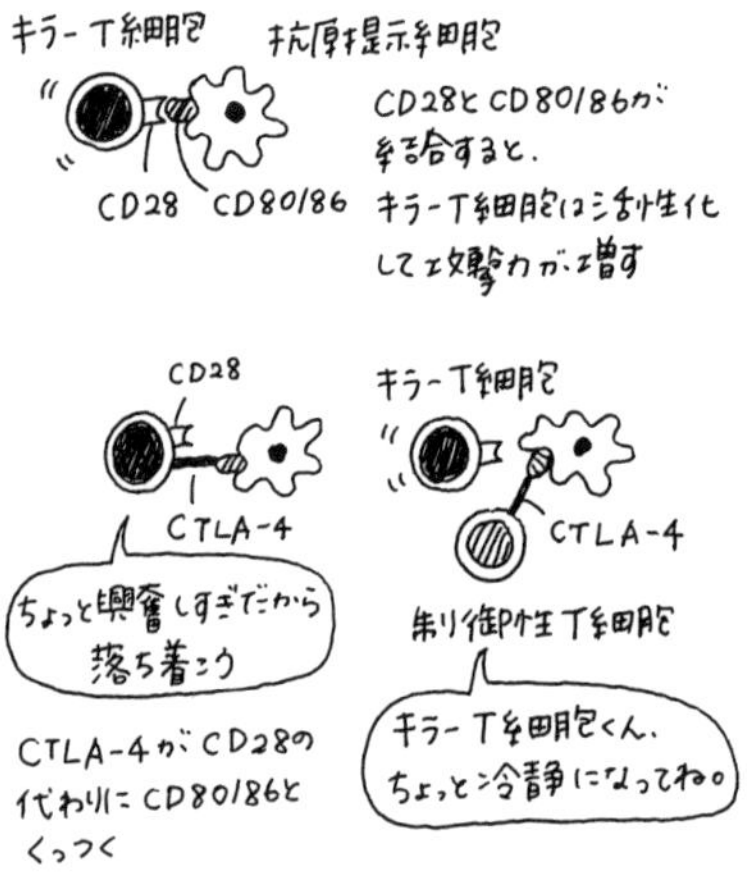
キラーT細胞
抗原提示細胞
CD28とCD80/86が結合すると、キラーT細胞は活性化して攻撃力が増す
CD28
CD80/86
CD28
CTLA-4
ちょっと興奮しすぎだから落ち着こう
CTLA-4がCD28の代わりにCD80/86とくっつく
キラーT細胞
CTLA-4
制御性T細胞
キラーT細胞くん、ちょっと冷静になってね。

◆PD－1

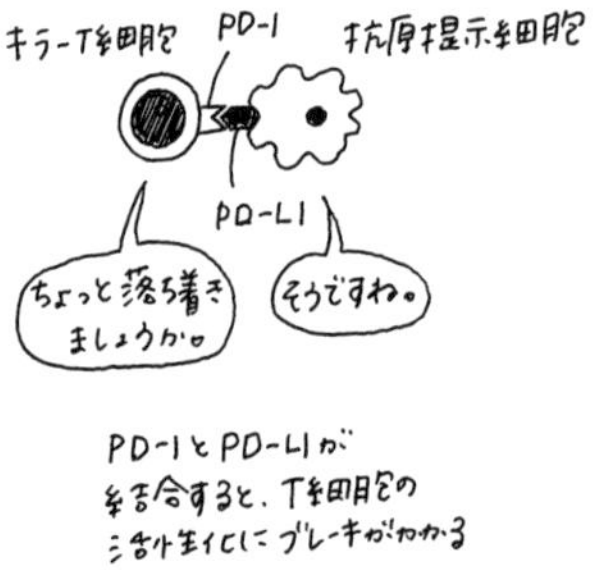
キラーT細胞
PD-1
抗原提示細胞
PD-L1
ちょっと落ち着きましょうか。
そうですね。
PD-1とPD-L1が結合すると、T細胞の活性化にブレーキがかかる

撃を弱めるようなことも行います。

　PD－1は、本庶佑《ほんじょたすく》先生がノーベル賞を受賞したことで有名になった免疫チェックポイント分子です。今は、この仕組みを利用した免疫療法薬（免疫チェックポイント阻害薬）が開発され、肺がんをはじめとした末期がんの患者さんの予後が著しくよくなりました。

　免疫チェックポイント阻害薬には、抗PD－1／PD－L1／CTLA－4抗体があります。PD－1とPD－L1が結合しないようにすること、細胞傷害性CTLA－4がT細胞の働きを阻害しないようにすることで、免疫によるがんの攻撃を強めるという作用があります。

免疫チェックポイント分子を利用する腫瘍

◆ CTLA-4による免疫回避

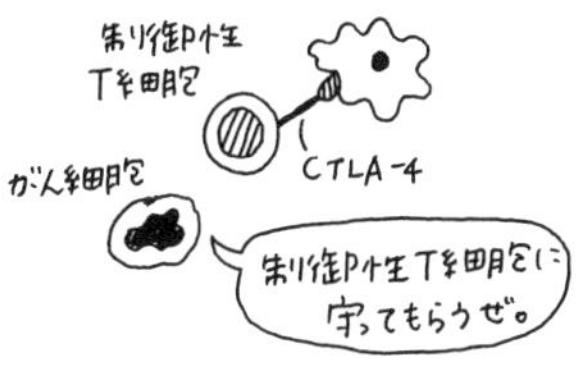

◆ PD-1による免疫回避

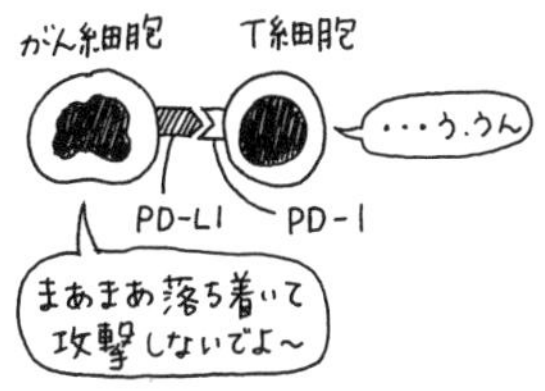

◆ 抗CTLA-4抗体薬

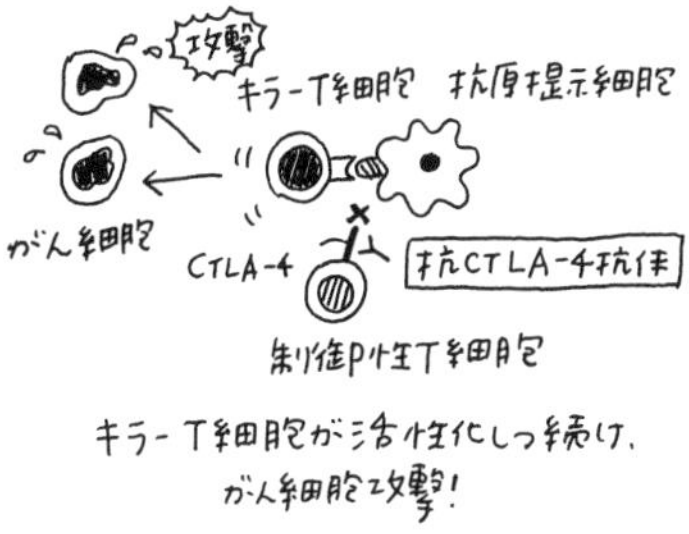

◆ 抗PD-1抗体、抗PD-L1抗体薬

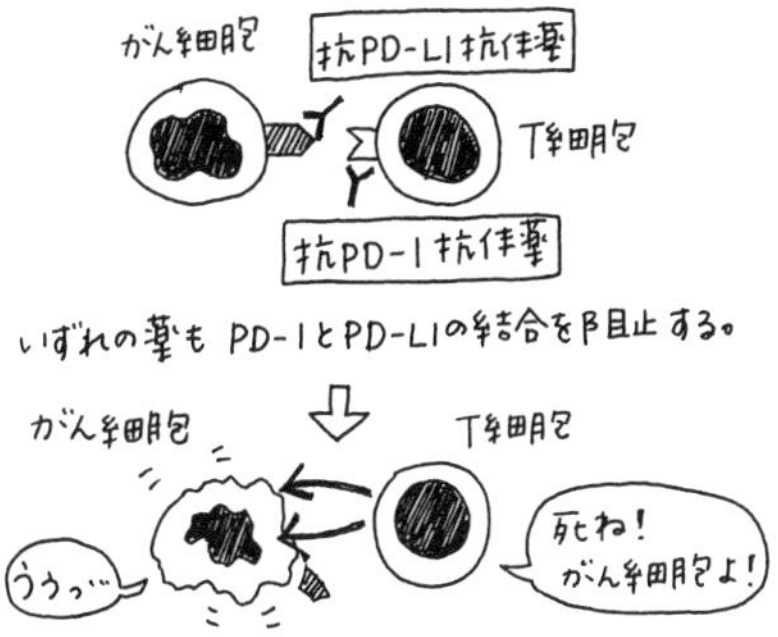

がんで人は死なない？

ところで、日本人の死因第1位は悪性新生物、すなわちがんです。がんで死ぬことが多いんだなと思っている人が多いと思いますし、統計学的にはその解釈でいいのですが、がんという病気そのもので人は死にません。

なぜ、人は死ぬのでしょうか。直接的な原因は、人体サプライチェーンにおいて中心的な役割を担っていたATP不足によって、人は死にます。ATPがなければ、細胞はかたときも正常に機能することはできません。栄養素に関しては蓄えがありますが、酸素に関して、ヒトの身体は貯蔵する術を持ち合わせていません。そうすると、酸素供給が断たれることが直接的な死因となります。

酸素供給が断たれる要因は、大きくふたつあります。呼吸が止まる、あるいは心臓が止まることです。呼吸が止まれば肺で酸素を取り込むことができませんし、心臓が止まれば血液の流れが止まってしまい、やはり肺で酸素を取り込むことはできません。ですから呼吸不全、あるいは循環不全（≒心不全）が、どんな場合においても「直接的な」死因になります。がんが「直接的な」死因となることはないのです。若干屁理屈に聞こえるかもしれませんが、人体サプライチェーンを学んだみなさんなら、きっと納得してくださるように思います。

ただ、死因について、どんな場合も呼吸不全、あるいは心不全と記載してしまうと、統計的には何もわからなくなってしまいます。よって、主要な病態を取り上げて死因としています。

5.
代謝障害

〝多すぎ or 少なすぎ〟

それでは、5つめの病態「代謝障害」に入りましょう。

実は、病理医が代謝障害を診断することはあまりありません。代謝障害はほぼ機能的な疾患で、その診断には病理診断が不要なものが多いからです。

病理診断の得意分野は、顕微鏡で眺めてわかる病気。形の変化、何らかの器質的な異常がわかるものなのです。最も得意なのは腫瘍性疾患ですが、炎症が起こっていれば免疫担当細胞がわんさか集まってきますので、やはり顕微鏡で見てわかります。

一方、代謝障害は、まさに人体サプライチェーン全体の異常ですから、ある一箇所を眺めて「はい、この病気です」というわけにはいきません。ただ、糖尿病の場合は細い血管の壁が肥厚する（「細動脈硬化」といいます）器質的な異常を合併することが多いので、糖尿病の診断の一部は病理医が関わることもあります。

　というわけで、あまり病理医としては得意な分野ではありませんが、病態的にはとても重要なところなので、読者のみなさんと一緒に勉強しながら進みたいと思います。

代謝障害＝人体サプライチェーン障害

　Ⅱ章でもお話ししましたが、代謝というのは人体における物流のことを意味します。よって、代謝障害というのは人体サプライチェーンの障害ということになります。

　Ⅱ章では、特にＡＴＰ産生のための酸素と栄養素に着目しましたが、炭水化物（糖質）、脂質、蛋白質という3大栄養素はＡＴＰの材料になるだけではなく、身体の構成成分にもなります。これら栄養素をうまく利用できないと、身体の調子は著しく悪くなります。

　代謝障害は人体サプライチェーンがうまく働かず、栄養素をうまく利用できなくなった状態と、とらえておきましょう。

　代謝疾患も膨大な疾患がありますが、ここでは糖尿病と脂質異常症を中心に見ていきたいと思います。その前に、メタボリックシンドロームと肥満について少し一緒に考えましょう。

肥満症と内臓脂肪

太っていて何が悪いんだ？

あ、はい……（汗）、太っているだけなら何も悪いことはありません。太っている「だけ」ならです。

肥満は、BMI（ボディマス指数）が25以上の場合をいいます。BMIは、次の式から求められます。

BMI＝体重［kg］／（身長［m］）^{2}

大切なのは、肥満の人の中から減量が必要な「肥満症」の人を見つけることです。

肥満症とは内臓脂肪の蓄積があるか、あるいは糖尿病や脂質異常症、高血圧をはじめとした循環障害などの健康障害が、すでにある人をいいます。

内臓脂肪の量は腹部CT検査で計測することができますし、もっと簡単な方法では、ウエスト周囲長の測定による体型によって内臓脂肪の量を推定することもできます。おなかまわりの大きい〝リンゴ型肥満〟は、要注意です。

脂肪が増える理由については、人体サプライチェーンのところでも少しふれました。食事で摂取した炭水化物（糖質）であまった分は、グリコーゲンとしてまず肝臓に貯蔵されます。それでもあまった分は、中性脂肪（トリグリセライド）として、脂肪細胞に貯蔵されます。脂肪細胞が中性脂肪を溜め込み、どんどん大きくなっていくと、全身の脂肪の総量が増え、肥満になります。

内臓脂肪はどこにあるの？

内臓脂肪は、腸間膜に蓄積します。腸間膜とは、腸管を出入りする血管が流れる場所です。私のイメージはフレアースカートで、スカートの裾の部分に腸管がついていて、スカートそのものの部分が腸間膜という感じです。

もともと腸間膜は脂肪組織が豊富で、脂肪の中に血管が走行していますが、肥満になると、この腸間膜の脂肪細胞の一つひとつがどんどん大きくなっていき、腸間膜が

内臓脂肪の場所と肥満した脂肪細胞

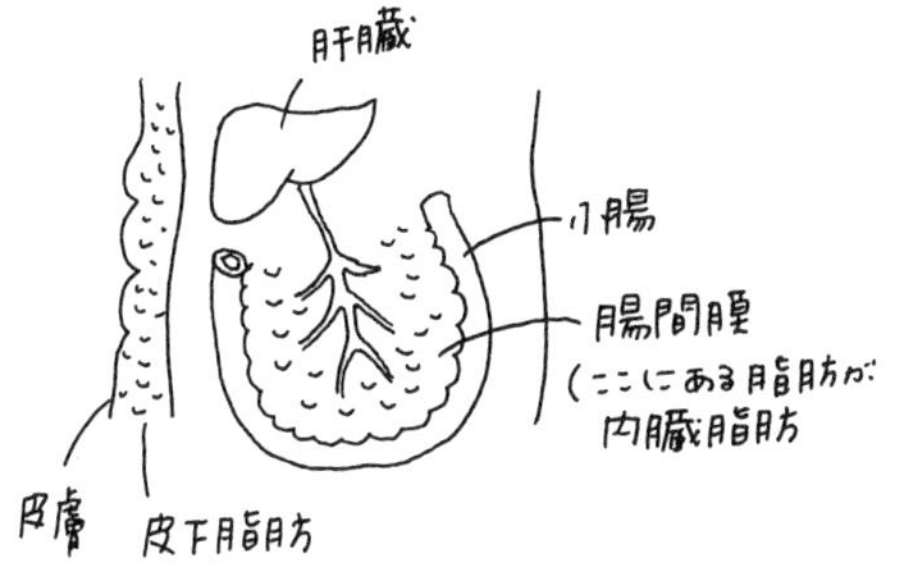

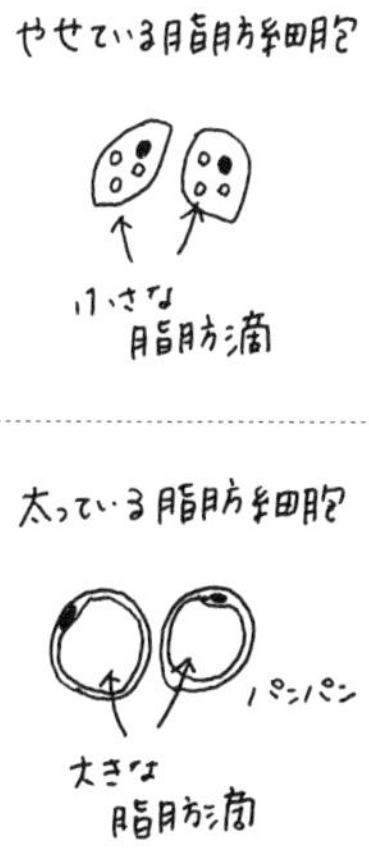

ぶ厚くなります。肥満症の人は、脂肪細胞も肥満体型をしているのですね。薄い夏向きの風そよぐフレアースカートが、極寒地帯用の厚いぼってりとした黄色いスカートに変わります。

内臓脂肪と皮下脂肪で何が違うの?

内臓脂肪は、なぜ悪いのでしょうか。皮下脂肪との違いは、あるのでしょうか。

かなり大きな違いがあります。皮下脂肪は、分解されると全身に運ばれて、すぐに筋肉でエネルギー源として使われるのに対し、腸間膜にある脂肪は加工工場の肝臓にまず流入し、そこでいろいろな加工を受けます。

そのため、血糖や血中の脂質の量を無駄に上げてしまったり、代謝されない脂肪が肝臓に沈着したり(脂肪肝)します。無駄な脂肪は、即エネルギーとして使われたほうがよいのです。肝臓もがんばるのですが、余分な脂肪をいろいろ加工しても、結局供給はだぶつき気味となり、サプライチェーンをうまく回すことができなくなるのです。

脂肪細胞は単なる中性脂肪の貯蔵倉庫ではなかった！

脂肪細胞は単なる中性脂肪の貯蔵庫ではなく、内分泌細胞（サプライチェーン・マネジメントの役目をするのでしたね）としても働き、様々な働きを持つサイトカインを合成、分泌しています。これをAdipose tissue（脂肪組織）のアディポを取って、「アディポサイトカイン」といいます。

このサイトカインも、内臓脂肪と皮下脂肪で異なります。異なるというか、全く正反対の作用を持っているものが、多く存在するのです。

いろいろなアディポサイトカイン

悪玉アディポサイトカインのＴＮＦ－α、ＴＮＦ－αは内臓脂肪から産生されるこ

アディポサイトカイン

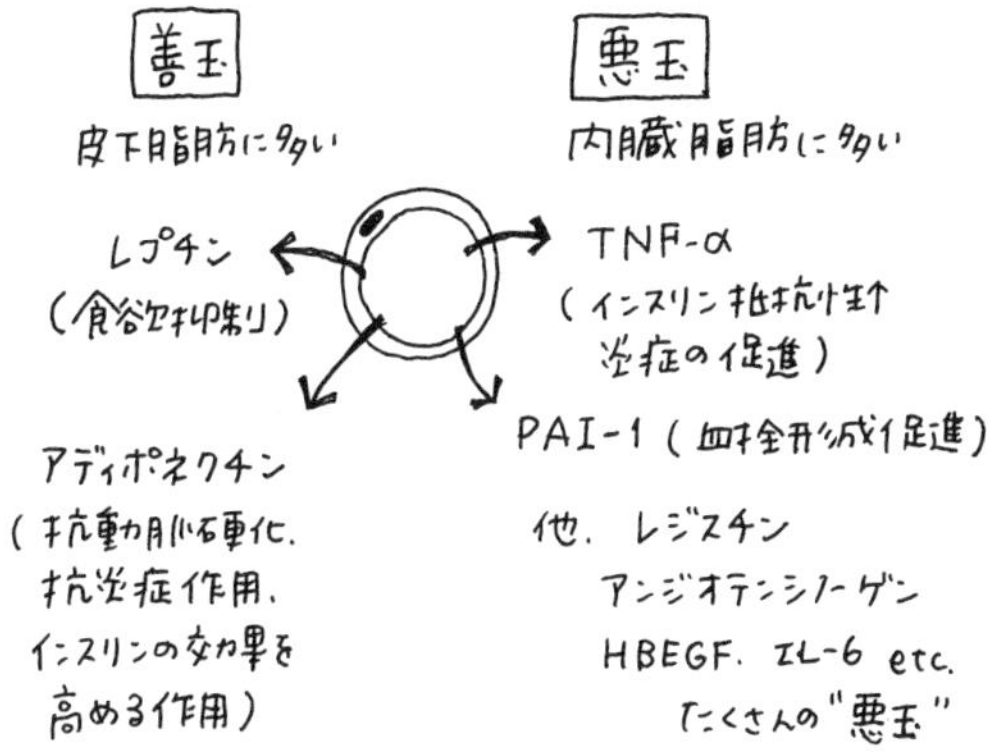

との多い、いわゆる悪玉のアディポサイトカインのひとつです。インスリンという膵臓から分泌されるホルモンは血糖を下げることで有名ですが、それはつまり、細胞が糖を血中から取り込むことを促進する作用があるということです。

血糖というのは血液中の糖の濃度ですから、細胞にどんどん糖分が取り込まれれば、血糖値は下がります。血糖値を下げるホルモンであるインスリンは、細胞にせっせと糖分を取り込ませるのです。

糖尿病のところでもう一度説明することになると思いますが、糖尿病の原因のひとつに「インスリン抵抗性」があります。TNF－αには、インスリン抵抗性を促進する働きがあります。インスリンの働きを阻害して、細胞が糖分を取り込みにくくするのです。

これ以外にもTNF－αは、免疫担当細胞を応援して炎症を強める働きがありますので、それが結果的に血管の内皮細胞を傷害して、動脈硬化を進めてしまうことになります。ＴＮＦ－α以外にも様々な悪玉アディポサイトカインが、内臓脂肪から分泌されています。

血管に優しいアディポネクチン

善玉アディポサイトカインの代表例として、アディポネクチンがあります。内臓脂肪では、悪玉のアディポサイトカインがたくさん産生されていて、このアディポネクチンの分泌量が落ちているといわれています。アディポネクチンは、炎症をやわらげ、動脈硬化を防ぐ作用があります。

やせホルモン？　レプチン

レプチンも脂肪から産生されるアディポサイトカインですが、この物質には食欲を調節したり、脂肪の分解を促進する作用があります。やせホルモンともいわれています。

肥満症の人は、このやせホルモンがむしろ過剰に分泌しているにもかかわらず、その効果が落ちてしまっているのです。これを「レプチン抵抗性」といいます。

通常は、レプチンが分泌されると脳にある視床下部に作用して食欲を抑え、交感神経を高めてエネルギー消費を高め、サプライチェーンをぐっと活性化することで脂肪の燃焼を後押しするのですが、そのサプライチェーン・マネジメントの機能が落ちてしまうということです。

脂の腕の見せどころ

ここまで、内臓脂肪の悪さについて説明してきました。なんだか「脂質＝あぶら」が悪者というレッテルを貼られているようで、かわいそうになってきました。ここで、「脂」がどれだけ人間の身体に必須なものなのかを説明しておきます。脂の汚名返上に参ります。

脂がないと生きていけない

脂質は、大きく脂肪酸とコレステロールに分けられます。脂肪酸から合成される中性脂肪がエネルギーのもとになり、過剰だと脂質異常症の原因にもなります。一方、同じく脂肪酸から合成されるリン脂質は、細胞の生体膜の主要な構成成分となっていて、元気でぴちぴちした細胞を作るには必須なのです。

また、コレステロールも生体膜の構成成分のひとつですし、消化液のひとつである胆汁酸やステロイドホルモンの原料となり、皮膚の角質層に沈着して、乾燥から皮膚を防いだりする重要な役目があります。私たちは、脂がないと生きていけないのです。

脂のサプライチェーン

脂のサプライチェーンについては、Ⅱ章の人体サプライチェーンのところでご説明しましたが、少しおさらいです。

小腸から吸収された脂質は水に溶けないので、アポ蛋白という肝臓で構成された血漿蛋白の乗り物に乗って、リポ蛋白となり、身体全体の細胞に運ばれます。最初はカイロミクロンという大きなリポ蛋白で、食事で取り込んだ脂質は中性脂肪の形で運搬され、細胞たちに届きます。細胞は遊離脂肪酸という形で受け取り、ＡＴＰ産生に使います。

あまった脂質は、肝臓に運ばれます。肝臓では乗り物（アポ蛋白）を変えて再び出発し、全身の細胞にコレステロールとして届きます。このときは、ＬＤＬというリポ蛋

ＬＤＬとＨＤＬ

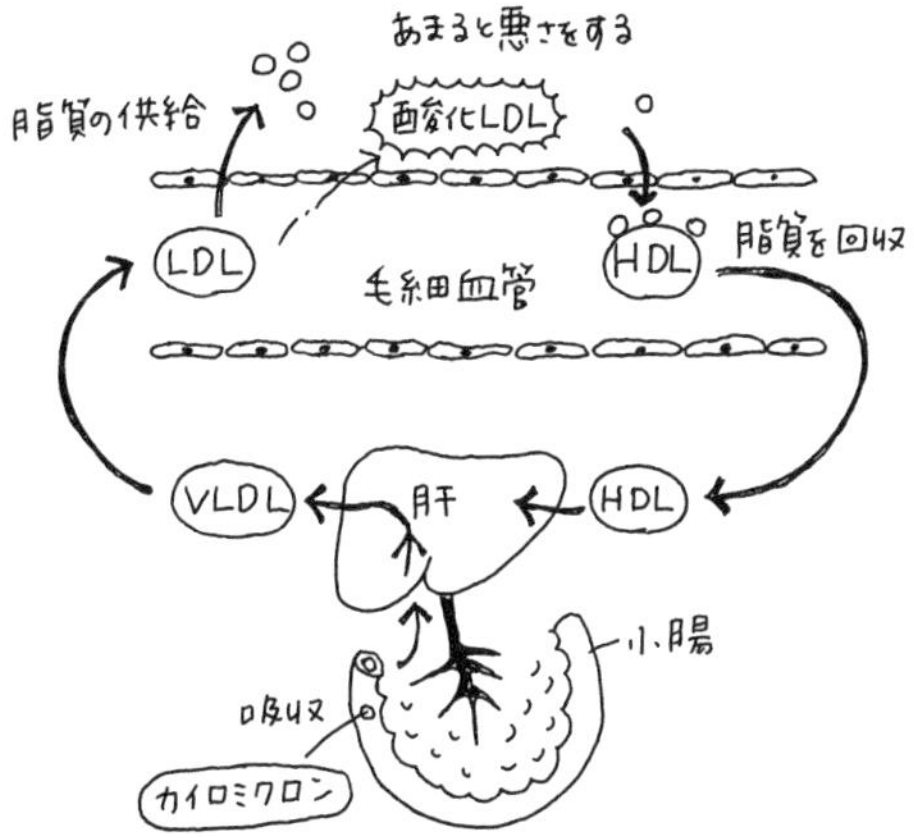

白です。あまったコレステロールは、無駄がないようにＨＤＬというリポ蛋白が回収し、肝臓に戻ってきます。

多すぎるから悪玉、もっとほしいから善玉

ＬＤＬは悪玉、ＨＤＬは善玉のコレステロールといわれています。ＬＤＬが少し気の毒です。

彼らは、コレステロールを細胞たちに配る大事な仕事をしています。でも、多すぎるＬＤＬは、ときに動脈の壁に蓄積し、それが酸化、変性すると動脈硬化の原因となってしまいます。つまり、多すぎるから悪玉なのです。

一方、ＨＤＬは余分なコレステロールを一所懸命回収する役目を担っていますので、少ないとコレステロールが細胞にあまり、やはりそれが動脈硬化の原因となってしまいます。もっとほしいから善玉、

というわけです。

脂質サプライチェーンの破綻

脂質異常症とは、まさにさきほどお話しした脂サプライチェーンのどこかが破綻した状態です。検査をすると、血中のＬＤＬや中性脂肪が高く、ＨＤＬが低いという結果が出ます。空腹時の採血で、ＬＤＬは１４０mg／dL以上、中性脂肪が１５０mg／dL以上、ＨＤＬが40mg／dL未満が診断基準となっています。脂質異常症は動脈硬化を起こしやすいですし、高トリグリセライド血症では膵炎を起こすことがあります。

膵炎は重篤になると亡くなる場合もある、深刻な病気です。治療は、何より食事や運動療法といった生活習慣の改善になりますが、治療薬が用いられる場合もあります。

糖尿病は、細胞が糖を使えない病気

日本にはなんと2千万人!?

では、糖尿病についても見ていきましょう。

インスリンの作用

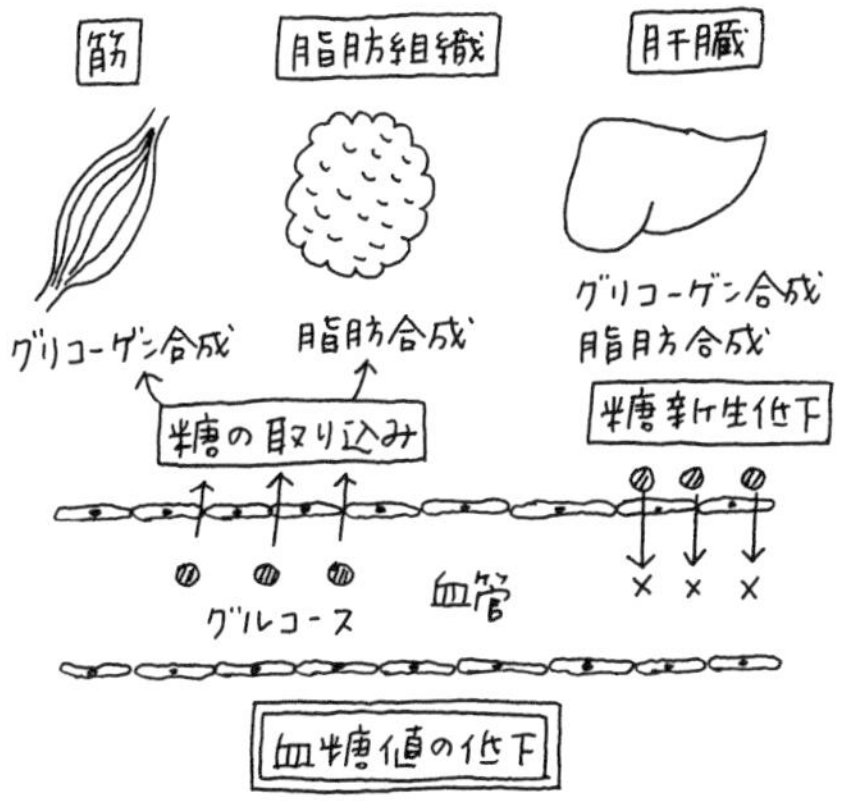

グルコースが人体に最も重要なエネルギー源（ATPの原材料）になっていることは、人体サプライチェーンでずっと説明してきましたので、きっとご理解いただけていると思います。血中のグルコースは、運動や食事によって多少の変動はあるものの、つねに全身の細胞にコンスタントに供給されるように、なるべく一定に調整されています。

だいたい血糖値は、空腹のときでも満腹のときでも70～140mg／dLの範囲内におおむね維持されています。著しい高血糖や低血糖は、それが一時的であっても命にかかわるほど危険な状態です。

インスリンは主に筋肉、肝臓、脂肪組織に作用して、細胞にグルコースを取り込み、貯蔵するのを促進します。その結果、血中のグルコース値は下がります。

実は、血糖値（グルコース値）を下げるホルモンはインスリンしかありません。これはおそらく、長らく飢餓状態の中を生存しなければならなかった人類の長い歴史によるものと考えられています。生きていくには血糖値を上げて、様々な細胞にエネルギー源となる糖をすぐさま配分することが必要で、貯蔵する余裕はなかったのでしょう。

飽食の時代になり、特に日本人は食生活が欧米化したこともあり、グルコースがある生活を送るようになりました。日本人は、もともとインスリン分泌能が低い遺伝子を持つ人が多く、欧米人に比べて余計に糖尿病になりやすいといわれています。欧米人は信じられないくらい太っている人がいますが、日本人はそこまで太る前に、糖尿病になってしまいます。

糖尿病になると、細胞がうまくグルコースをエネルギーとして使うことができなくなり、やせてしまいます。

糖尿病情報センターのサイトによると、日本には現在、約2千万人もの糖尿病の患者さんとその予備軍の人がいるといわれています。

インスリン分泌障害と抵抗性？

糖尿病には、1型と2型があります。生活習慣病として知られている糖尿病の多く

インスリンの分泌異常

◆インスリン分泌障害　　◆インスリン抵抗性

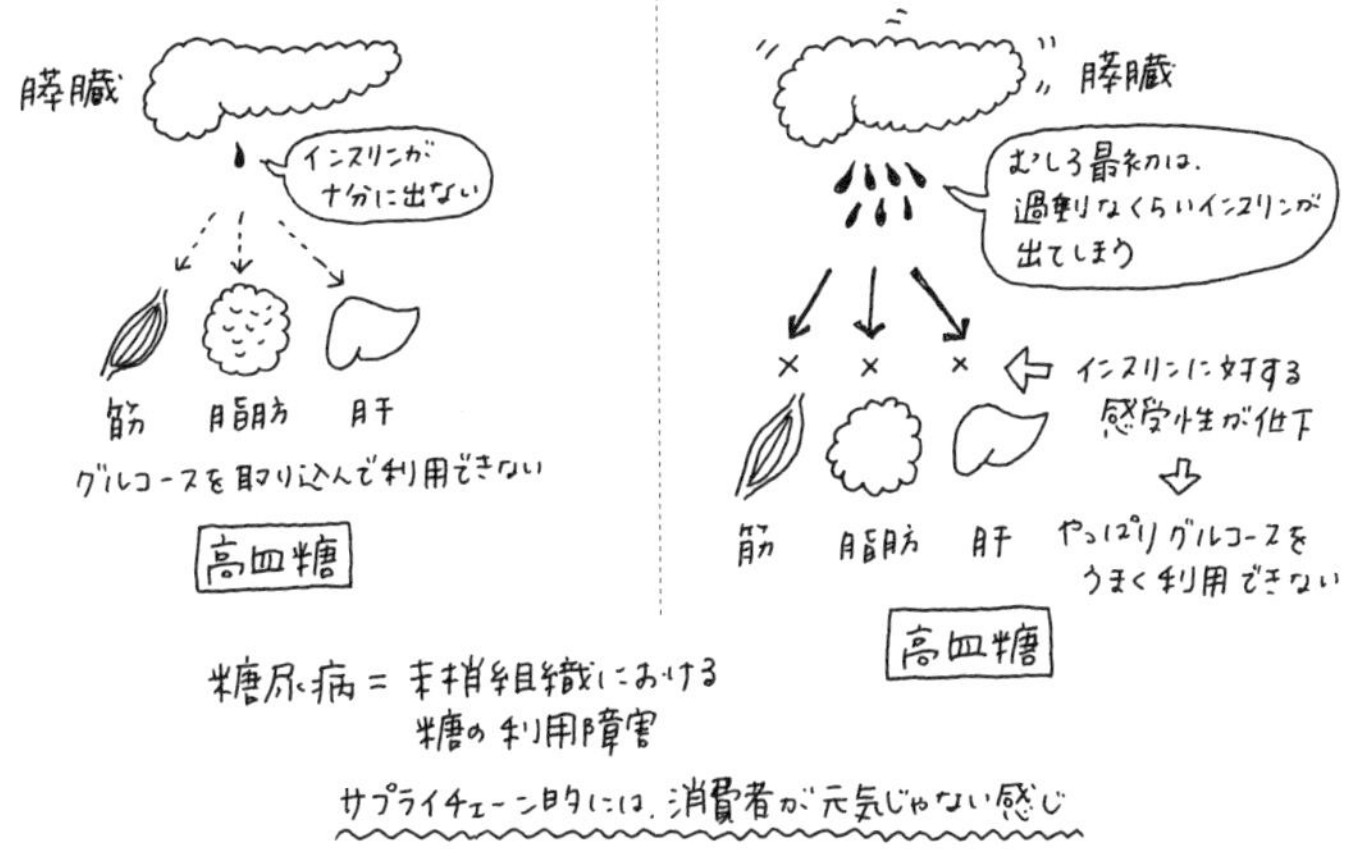
膵臓
インスリンが十分に出ない
筋　脂肪　肝
グルコースを取り込んで利用できない
高血糖
膵臓
むしろ最初は、過剰なくらいインスリンが出てしまう
インスリンに対する感受性が低下
筋　脂肪　肝
やっぱりグルコースをうまく利用できない
高血糖
糖尿病＝末梢組織における糖の利用障害
サプライチェーン的には、消費者が元気じゃない感じ

は、2型糖尿病です。

1型糖尿病は肥満とは関係がなく、小児～思春期に発症する糖尿病です。インスリンを分泌している膵臓のβ細胞という細胞が自己抗体、あるいは何らかの原因によって破壊され、インスリン分泌が急速、不可逆的に低下することで発症します。日本では、全糖尿病患者さんの5～10％といわれています。

1型でも2型でも、高血糖になると、多尿（尿にグルコースが排出されることで、浸透圧の関係で尿量が増えます）、のどの渇き、それに伴う多飲が見られます。細胞が糖をうまく利用できないので体重が減少し、やせていきます。次第に細動脈硬化による合併症が出てきますが、それについてはのちほどお話しします。

ここからは、2型糖尿病にフォーカスを当てて説明していきます。

　インスリンの分泌量は、体質によって異なります。もともとインスリンの分泌が悪い人は、血糖値が上がりやすく、糖尿病になりやすいといえます。インスリン分泌の悪い人を、インスリン分泌障害といいます。1型糖尿病は、インスリン分泌障害の最たるものです。

　一方、インスリンの分泌量は正常であっても、過食で肥満になると、インスリン抵抗性が増してきます。では、「インスリン抵抗性」とは何でしょうか。

　インスリン抵抗性とは、インスリンが効きにくくなるという状態のことです。インスリンが作用しても、骨格筋や脂肪組織でグルコースが取り込まれにくくなります。血中につねにグルコースがだぶつくことになり、細胞がグルコースを効率よくエネルギーとして使うことができなくなります。そうなると、人体サプライチェーンの大きな機能不全の原因となってしまうのです。

　インスリン抵抗性は、さきほどお話しした脂肪細胞から分泌されるアディポサイトカインが深く関与しています。特に、内臓脂肪が分泌する悪玉アディポサイトカインは、インスリン抵抗性を強めるといわれています。

　さきほど悪玉アディポサイトカインとしてTNF－αを、善玉としてアディポネクチンをご紹介しましたが、ふたつのサイトカインは互いに作用が拮抗していて、TNF－αがインスリン抵抗性を高め、アディポネクチンがインスリン感受性を高めます。

死の四重奏？　メタボリックシンドローム

せっかくなので、ここでメタボリックシンドロームについて説明します。

さきほど、内臓脂肪が分泌する悪玉アディポサイトカインがインスリン抵抗性を増すという話をしたように、肥満症は糖尿病を発症させ、さらに悪化させる要因となります。そして、いずれも動脈硬化を促進して、狭心症や心筋梗塞をはじめとした虚血性心疾患を引き起こします。

このように、一つひとつの病態は人体サプライチェーンの構造に乗って、次々と別の病態を引き起こしていきます。ひとつの病態は軽いものであっても、連鎖していくと、深刻な病態に発展していきます。

こういった病態の連鎖は30年以上前からいろいろな名前がつけられて、警鐘が鳴らされてきました。「内臓脂肪症候群」や「死の四重奏」などです。近年、それらがメタボリックシンドロームという名称に集約されてきました。

メタボリックシンドロームとは、内臓脂肪の蓄積をベースに、動脈硬化の危険因子が複数合わさった状態のことをいいます。

血糖・OGTT・HbA1c

再び、糖尿病の話に戻ります。糖尿病は、名前から連想すると尿中に糖が出る病気というイメージですが、診断に関しては、血液中の糖の値を見ることになります。

①血糖値：空腹時≧126㎎／dL、OGTT2時間≧200㎎／dL、随時≧200㎎／dLのいずれか
②HbA1c値≧6・5％
③糖尿病の典型的症状、もしくは確実な糖尿病網膜症のいずれか

以上の①を含むふたつを満たすか、①を日を変えて2回満たすと、糖尿病と診断されます。ここで、聞きなれないOGTTとHbA1cについて説明します。

OGTTは、75g経口ブドウ糖負荷試験といわれています。75gのブドウ糖を飲んでもらい、30分ごとに血糖値を測ります。OGTT2時間というのは、まさにブドウ糖摂取後2時間の値です。2型糖尿病では、初期では空腹時よりも食後高血糖をきた

すことが多く、軽度の糖尿病を調べる上で重要な検査だといわれています。

ＨｂＡ１ｃは、酸素を運ぶ赤血球の構成成分であるヘモグロビン（Ｈｂ）にグルコースが結合した糖化ヘモグロビンのことです。高血糖の状態が続くと、ＨｂＡがグルコースと結合してＨｂＡ１ｃとなります。長くその状態が続くと、その結合が強まるといわれていて、ＨｂＡ１ｃは２ヶ月程度の長期の血糖状態を反映するといわれています。

糖は多すぎても少なすぎても命とり

さきほど、著しい高血糖や低血糖は、それが一時的であっても命にかかわるほど危険な状態であると話しましたが、どのように危険なのでしょうか。

糖尿病の人は高血糖であることはもちろん、グルコースのサプライチェーンがうまく働かないことがその根本の病態ですので、運動や食事、体調の良し悪しでめまぐるしく変化するグルコースの需要に供給がうまく反応できません。よって、著しい高血糖や低血糖が起きやすくなります。

高血糖の病態は、主にふたつあります。「糖尿病ケトアシドーシス」と「高浸透圧高血糖症候群」です。前者は1型、後者は2型糖尿病に起こりやすい病態です。

糖尿病ケトアシドーシスとは、極度のインスリン欠乏があって、細胞が全くグルコースを使えない状態になったときに生じます。グルコースが使えないので、かわりに脂肪分解が進みます。脂肪は分解するとケトン体という物質が一緒に産生されるのですが、ケトン体が溜まると、脱水とアシドーシスという電解質の異常が起きます。電解質は細胞の内と外で大きく隔たりがありますが、つねにそれが一定となっているからこそ、細胞が様々な物質を代謝することができます。

今まであまり説明をしてきませんでしたが、ｐＨがつねに一定であることは人体サプライチェーンに必須です。ケトアシドーシスではｐＨが著しく低くなり、意識障害など重篤な症状が出ます。

高浸透圧高血糖症候群は、インスリン不足に加えて暑さや体調不良による脱水などをきっかけに、著しい高血糖状態となって発症します。やはり、けいれんや意識障害などが出現します。

いずれも、生理食塩水を中心とした輸液とインスリンの投与で治療します。

一方、低血糖ですが、インスリンが効きすぎるような状態になると、低血糖になります。低血糖ですから、インスリンの効果があっても、血中から十分な糖を取り込めません。よって、細胞がグルコース欠乏状態になるのは、高血糖のときと同じです。

ただ、低血糖の場合は絶対的なグルコース不足になりますから、ブドウ糖を投与することが治療になります。

様々な合併症は細動脈硬化が原因

糖尿病には、実にたくさんの合併症があります。糖尿病はあらゆる病態の母、といえるくらいたくさんあります。ですが、その多くの原因は毛細血管の手前の細い動脈の硬化によるものです。

細い動脈の硬化のメカニズムはまだ不明な点が多いのですが、高血糖による様々なサイトカインや酸化ストレスの作用によるものと考えられています。細い動脈が硬化すると内腔がどんどん細くなり、循環障害をきたします。また、血流が末梢の細胞にまで届かなくなります。配送センター手前の細い道が封鎖されるような状態です。するると、特に細い血管が集まる場所で障害が起こるようになります。代表的な糖尿病の3大合併症は糖尿病性網膜症、糖尿病性の神経障害、そして糖尿病性腎症ですが、いずれも細動脈硬化が原因です。

神経障害は、特に手足の末端の感覚障害が主な症状で、それによって怪我をすることが多くなり、その怪我がきっかけで、手足が壊疽《えそ》してしまうこともあります。実は、高血糖では感染症になりやすく、感染がきっかけで症状が進行、悪化してしまうことも少なくありません。

　糖尿病性腎症は、進行すると腎不全となり透析する必要が出てきます。人工透析を受けている患者さんは日本で約33万人いるのですが、その一番の原因が糖尿病性腎症です。

お年寄りはむしろ低栄養？

　ここまで、メタボリックシンドローム、特に脂質異常症と糖尿病にフォーカスしてお話ししてきました。いずれも過食、飽食の時代に特徴的な代謝障害といえます。

　一方で、お年寄りに関しては低栄養も問題になっています。年を取ると、味覚が変化したり、嚥下機能が低下したりすることにより食欲が減退し、低栄養になりやすいのです。低栄養は筋肉量の低下を招きますから、ますます活動しなくなってしまい、悪循環となります。これをサルコペニアと呼びますが、筋肉をしっかりつけるために、定期的な運動や食生活の改善が必要です。

　フレイルという言葉をご存じでしょうか。これは、健常な状態と介護が必要な状態の狭間にある状態を意味しています。

サルコペニアは身体的な側面におけるフレイルですが、認知症やうつなどの精神的なものや独居などによる孤独な状態である社会的な問題が総合して、フレイルの状態を引き起こします。これからどんどん加速していく高齢化社会においては、フレイルの問題はさらに深刻になっていくことが危惧されていますし、「新型」コロナウイルスパンデミックは、サルコペニアの人を増加させ、フレイルはすでに大きな問題となっています。

6.
再び、つながり、つらなる病態

〝炎症↔感染症↔循環障害↔腫瘍↔代謝障害↔炎症〟

みなさん、お疲れさまでした〜。炎症、感染症、循環障害、腫瘍、そして代謝障害と5つの主要な病態について見てきました。

5つの病態の特徴に加え、Ⅱ章の人体サプライチェーンを踏まえて、これらの病態がどれだけ相互に関係し合っているかも解説してきたつもりなのですが、ここで再度、ざっとおさらいをしておきたいと思います。

炎症はどんなときも

まず、炎症について解説しましたが、炎症をトップバッターにもってきたのには理由があります。なぜなら、ほかの4つの病態にどんなときも関わってくるのが、炎症だからです。

炎症は、人体サプライチェーンの緊急態勢です。何らかの病態が生じたときに、その情報をいち早く周囲の組織、場合によっては全身に伝える必要があります。そのための最初の反応（病態）が、炎症なのです。

炎症とは、配送センターにおける物質の流れが量的にも質的にも正常と異なる状態です。そして、その状態下では、すぐさま免疫反応が起こるわけですが、免疫反応は、免疫担当細胞とそのSNSのような役目を持つサイトカインやアミンをはじめとしたメディエーターによって調整されています。

よって炎症は、ほぼ免疫反応とも言い換えられます。あらゆる非自己の出現に備える一方、過剰な免疫反応は、ときに自己の細胞にダメージを与えるという意味では、諸刃の剣なのです。

感染症からどこへでも

感染症は、その病原体の種類によって炎症反応（＝免疫反応）が変わるのでしたね。病原体が細胞の外に存在しているか、あるいは中に存在しているかによって攻撃パターンは変わります。また、免疫反応は自然免疫から獲得免疫へと移行し、細胞性免疫と体液性免疫の両方から様々な反応が起こります。

感染症が身体の局所にとどまっていればいいのですが、重症化すると全身に広がったり（敗血症）、酸素の調達に重要な肺で強い炎症が生じたりする（重症肺炎）と、命にかかわります。この場合は、感染症そのものよりも過剰な免疫反応、すなわちサイトカインストームによる害がより深刻な問題になるのです。

炎症のところで少しお話ししましたが、持続的な病原体への感染は発がんの原因にもなります。

C型肝炎ウイルスの感染は持続的な慢性炎症をもたらし、肝硬変や肝細胞がんのリスクになります。また、胃に感染するヘリコバクター・ピロリ感染による慢性胃炎によって、胃がんが発症するリスクが高まります。ヒトパピローマウイルスはヒトの細胞の遺伝子の中に組み込まれ、細胞増殖蛋白の正常な働きを阻止し、細胞をがん化させます。

このように、感染症から腫瘍という病態が起こることもあるのです。

循環障害はあとにもさきにも

循環障害は炎症の結果、引き起こされることもあり、また原因になることもあります。血管壁に無駄な脂質がこびりつき、そこでサイトカインによる炎症が起こることで動脈硬化が進み、高血圧をはじめとした循環障害が起こります。

そして、循環障害そのものが重篤になれば、末梢の細胞たちにエネルギーや栄養が届かなくなり、代謝障害を引き起こします。

腫瘍からつながる

腫瘍は、大きくなると周りの組織を壊していくことになりますから、その部位における炎症（腫瘍免疫という話もありましたね）や循環障害はつきものになります。

末期がんになると、おびただしい腫瘍細胞がリンパ管や毛細血管の中に入り込み、全身の循環障害を起こすこともあります。また、肺の毛細血管に入り込めば、それが原因で呼吸することができなくなる場合もあります。

　がん細胞は正常の細胞と比較して、酸素や栄養をたくさん消費するため、正常細胞からそれらを横取りし、人体サプライチェーンの働きを著しく阻害する、すなわち重篤な代謝障害を引き起こします。

　悪液質という言葉があります。栄養失調によって衰弱した状態のことですが、末期がんの患者さんは、がん細胞そのもののエネルギー消費や、ほかの臓器における代謝障害によって悪液質になります。悪液質とは、腫瘍などによる重篤な代謝障害なのです。

つらなる代謝障害

　代謝障害は、人体サプライチェーンの障害ということになります。炎症が、何らかの緊急事態のサインとしてほかの病態に「先行する」病態であるならば、代謝障害は様々な病態が引き起こした「結果の」病態であるともいえましょう。

　このように、5つの病態は互いに関連し合っているのです。

冒頭、ロビンス病理学のことを少しご紹介しましたが、病態はこの5つ以外にもあります。

たとえば、先天性の疾患である奇形や、そのほかの機能的な遺伝性疾患もありますし、5つの病態の中でも説明していないことがたくさんあります。しかし、だいたいこの5つの病態を正常の身体の構造と合わせて理解しておくと、少し病気のことも見えてくるのではないかと思います。

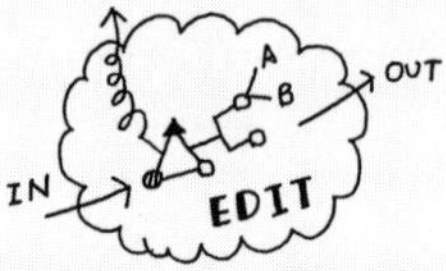

おしゃべり病理図解
2
音読リズム

〝INとOUTのリズム　耳と目と口のサプライ・チェーン?〟

図解コーナー第2弾です♪

前回は読書運動神経を図にしましたが、今回はもう少しシンプルな図です。でもその分、もっと動きがわかる図だと思います。題して、「音読リズム図解」です。

みなさんは、音読をしますか。子どもたちが小学生のときは、毎日音読の宿題があって、音読カードに「聞きました」というサインをしていました。懐かしいです。

ところで、中世の頃まで、人々は文字を読むときに音読しかできなかったことをご存じでしょうか？　その頃の図書館は、声を出してもよい小さな読書スペースがあったとか。文字と声が、今よりずっとくっついていたのですね。

たしかに黙読のときと違って音読をすると、また違った感じで文章の内容が入ってきます。黙読

音読リズム図解

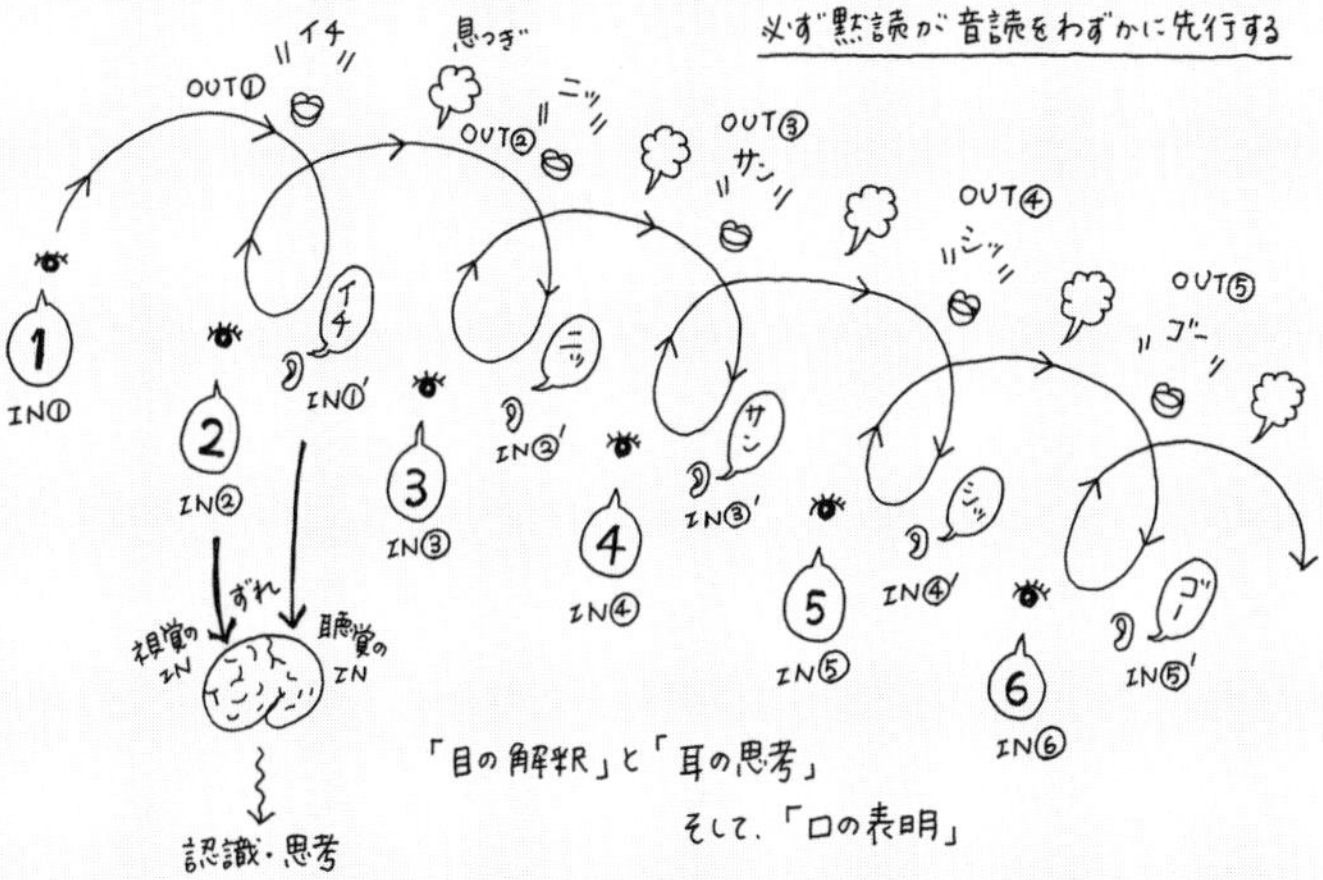

のときには意識しなかった文章のリズムの揺れや文体の香りなどが、自分の声として耳から新たに入ってくるからでしょうか。たまには音読してみてください。とてもいいエクササイズになると思います。

　さて、その音読のときの情報のＩＮとＯＵＴに着目して書いたのが、この図です。図の描きやすさの観点で、発音しているのは単なる数字にしましたが、本を読むときはここに一文一文が入ってくると思ってください。

　実は、音読って当たり前なんですが、黙読がつねに先行するんですよね。いざ読もうとなると、声に出す前に目で文字を追って、意味を理解しながら発音していきますから。でも、そういう当たり前のことも図を描くまでは気がつかないものです。

　そして、もうひとつの大きな特徴は、先行する黙読で視覚情報として入ってきた言葉は、もう一度、今度は発音した自分の声、つまり聴覚情報として入ってくるんです。情報のＩＮが2回違った形で繰り返されます。

　この視覚と聴覚からの情報のわずかな時間差によって、黙読のときよりいろいろなことを深く考察する余地ができるのかもしれません。あるいは、発音の仕方の難しさだとか、黙読のときとは違ったことを自然に考えられるのかもしれません。

IV

個人と社会、身体と精神のアイダ考

誰が病気？何が病気？

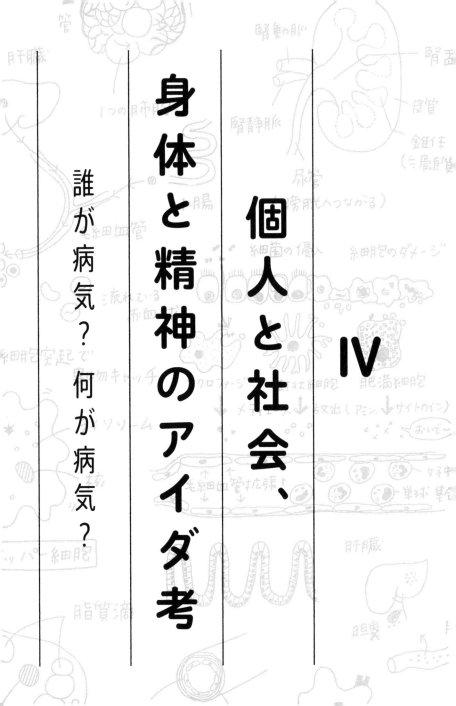

0.
人体と社会、何が違う？

人体の仕組みについて、サプライチェーンにたとえてきました。社会の仕組みとずいぶん似ているんだなぁと感じていただけましたか。社会の仕組みにたとえることで、専門的で難しいと思い込んでいた人体の仕組みに興味を持ってくだされば幸いです。

そうはいっても、人体と社会は違います。正直なところ、人体のほうがずっとずっとうまく作られているように思います。素晴らしいホメオスタシス（恒常性）があって、それでいて想定外のいろいろな状況に自分で解決していく力が備わっています。精巧なのに、どこまでも柔軟であるのが人体です。

もう少し細かく見てみると、人体と社会ではどんなところが違うのでしょうか。

まず、個々の臓器、組織を構成する細胞たちは、「生まれては死ぬ」というターンオーバーを繰り返しますが、基本的に臓器や組織を越えて移動はしません。

移動することは、転移という状態で進行したがんに備わってしまう秩序を乱す特徴です。この特徴は、都市や国をまたいで多くの人々が頻繁に行き交うグローバル資本主義経済をベースにした社会との大きな違いです。

新型コロナウイルスパンデミックで「ステイホーム！」が叫ばれましたが、もともと細胞は「ステイホーム」です。臓器や器官を越えて全身を移動する細胞は、本当に限られています。特殊な場合をのぞき、酸素運搬を担う赤血球、免疫担当細胞である白血球、そして止血を担当する血小板、つまり血球細胞のみなのです。

ふたつめの特徴として、細胞たちは無駄な消費をしません（笑）。

何を無駄な消費かと思う価値観は人それぞれだと思いますが、細胞たちの価値観はすべて同じ、節約、倹約モードです。取り込んだ栄養分のうち貯蔵できるものは再利用を繰り返しますし、貯蔵できないものは、つねに呼吸や食事で最低限必要なものだけを補います。また、それがベストな人体サプライチェーンの状態を保つことになります。

過剰な酸素の取り込みはかえって人体には有害であり、そもそも過剰に酸素を取り込まないように、呼吸状態はつねに調整されています。過剰な栄養素の摂取に関しては、人体はそれに対応することが難しく、だからこそメタボリックシンドロームになってしまうのです。

3つめは、トップダウンばかりに頼らない末梢におけるネットワークの豊かさです。身体全体の細胞の働きは、すべて脳が人体サプライチェーン・マネジメントによって監視しているわけですが、脳の指令がダイレクトに身体の機能を調整しているわけではありません。

自律神経は、脳や脊髄など中枢からの情報をそのまま臓器に送るのではなく、間にシナプスを経由します。交感神経と副交感神経がありますが、互いに拮抗する作用を持ち、前者は身体の活動に、後者は安静に働きます。

これらの自律神経は様々な枝に分かれて、感覚神経などと連絡をとりながら、緻密なネットワークを作って身体の機能を調整しています。臨機応変に、環境の変化に順応できるような仕組みが形成されているのです。このネットワークの柔軟性は、社会のそれよりもはるかに優れていると思います。

1.
どこまで経過観察、どこから治療？

Ⅰ章は、「どこまで健康でどこから病気なのか」という問いから始まりました。そして、「医師に診断された時点で病気になるのではないか」という、治療してもらう医師にまずは病気にさせられる、という逆説的な結論にたどりついたのでした。

ここでみなさんの立場から、医師側の立場に切り替えて考えてみましょう。目の前の患者さんに対して、どこまで様子を見て、どこから治療をするのか、ということが大きな問題になってきます。

代謝障害では、特に脂質異常症や糖尿病に関しては、まず食事や運動などの生活習慣の改善が治療の第一歩でした。ですから、それらを指導していくことから治療は始まると思いますが、では、どの時点で薬を使うことにするのか、より介入的な治療に踏み込むタイミングはとても判断が難しいといえます。まさにそこで、医師としての力量が問われるようにも思うのです。

病理医の立場は、とても特殊です。なんといっても、患者さんに治療を施すことがないからです。診断、すなわち患者さんを病気にすることだけが専門であるといえます。ただ、当たり前のことですが、診断の良し悪しは、そのまま治療の良し悪しにダイレクトに影響を与えることになります。全く違う病理診断を下せば、１８０度治療が異なることだってあります。

最近、悩ましいケースは、早期がんの病理診断です。もちろん、がんの治療は早いに越したことはありません。どんなに優れた抗がん剤治療が出ようとも、早期の段階で見つけて治療する以上に効果の優れた治療法なぞありません。ですから、がんの診断は早期診断に向けて努力していかなければなりませんが、悩ましいケースはそれだけに増えます。

がんは顕微鏡で形を観察すれば、パッとわかるものではありません。白から黒へ、様々なグレーの段階を経ていくような感じです。パッと見でわかるがんもありますが、とても難しいケースもあります。微妙なグレーの段階で見つかる症例が増えているので、悩ましい病理診断は増えているのです。

たとえば乳がんは、10年くらいかけてゆっくりゆっくり大きくなるのんびり屋さんのがんから、数ヶ月であっという間に広がるたちの悪いがんまで様々です。

10年くらいかけて、ゆっくり大きくなるがんを85歳の女性に診断したとします。そのがんは、治療する必要はあるのでしょうか。

「がんなんだから治療する必要はあるだろう」という意見が大多数かもしれませんが、手術中のリスク、手術後の生活に及ぼす影響などを考慮すると、すぐに手術することと経過観察をしていくことと、どちらが患者さんのよりよい生にとって望ましい選択なのかは、なかなか判断が難しいと思います。

「医原病」という言葉があります。これは、医師の治療によってもたらされる病気のことです。そういったことがないように、それぞれの患者さんにとって何がベストな選択なのか、より繊細に診ていく必要があるのは確かでしょう。

2.
臨床医が力を入れる臨床推論って？

いろいろ考察していきますと、診断することも治療することも、ピシッと簡単に決まるものではないことが見えてきました。

「病院に行けば病気がわかる」ことを過度に期待することは、患者さんにとっても医師にとっても、あまり好ましいことではありません。患者さんには、病気の診断の限界について少し理解をしてもらうことも必要かもしれませんし、医師は、そのことをしっかり説明することも必要です。とはいえ、医師は何よりも診断のスキルを上げることがとても大切です。

では、この「診断のスキル」とは何でしょうか。

大学病院には、実にたくさんの診療科があります。内科、外科、小児科、産婦人科、整形外科、精神科等々。また内科も循環器、消化器、呼吸器、腎臓、膠原病、代謝内分泌、脳神経等々、たくさんの専門に分かれていることも多いですね。それぞれの臓器の専門家がいて、それぞれの病気には専門的な検査や治療があります。それらを駆使できる専門家は、たくさんいます。しかし、共通する重要な診断のスキルは臨床推論です。臨床推論とは、平たくいうと患者さんとの会話で病気を推定する力です。コミュニケーション力と推理の力が必須です。

臨床推論のエキスパートになると、患者さんが訴える症状はもちろんのこと、その症状を軸に、患者さんが忘れていて気にも留めていなかった症状や、今回の具合の悪さとは無関係だろうと思って話をしなかったことまで、思い出させて聞き出すことができます。そして、患者さんとの会話だけで病気を推定できるようになります。

いわゆる「問診」ですが、問診である程度、可能性のある疾患を絞り込むことができれば、無駄な検査はしなくて済むでしょうし、治療が必要なのか否かについても適切な判断ができるでしょう。

臨床推論に長けているドクター（基本的によく話を聞いてくれて、適切な問いを投げかけてくれるドクターです）に幸運にも出会ったら、そのドクターとの関係をどうか大事にしてください。どんな専門のドクターであろうと、臨床推論力の高いドクターは、専門の垣根を越えて的確なアドバイスをしてくれるはずです。

ただ、そういうドクターをもってしても診断が難しい場合もあります。そういう場合は、「時間」に診断してもらうというのも、ひとつの方法かもしれません。それが、経過観察です。「しばらく様子を見てみましょう」という言葉は少し心もとないかもしれませんが、それは「時間に診断してもらう」という意味です。

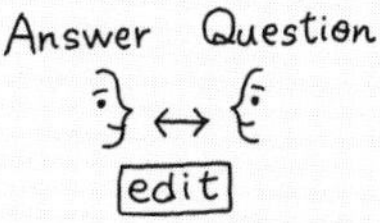

病態編集稽古

2

腹痛妄想ワーク

私は、患者さんとふだん会話をすることはありませんが、臨床推論の重要性はわかっています。病理診断は患者さんではなく、細胞と会話する「顕微鏡推論」がベースになっています。いろいろな先入観を脇において、細胞や組織の形から様々な推論をできる病理医が優れているといえます。

病態編集稽古1で、バナナの病理診断のお話をしましたが、高校生対象のセミナーでは、腹痛妄想ワークというのを試みたことがあります。

「25歳女性、夜間救急外来に強い腹痛で彼氏と来院。どんな経緯で腹痛をきたしたか、妄想してください」

という問題です（笑）。

「診断というものは、専門的なものである」という先入観を捨ててほしかったのですが、高校生から出るわ、出るわ……。とても盛り上がりました。

彼氏と焼鳥屋に行って食中毒になったのではないか、もしかしたら妊娠していて流産してしまったのではないか、彼氏に暴力を振るわれていて内臓が損傷している可能性はないのか等々。救急外来で重要と思われている可能性を、彼らはノーヒントで次々と挙げてくれました。

この腹痛妄想ワークは、編集学校における「地と図」の稽古を応用しています。「地と図」というのは、情報の分母と分子の意味です。

さきほどの問題の場合は、強い腹痛という患者さんの症状が「図」であった場合、25歳の若い女性、夜間救急外来、彼氏と来院というのが「地」になります。若い女性だからこそ妊娠を連想できたのでしょうし、夜間に来院していることで、緊急性の高い腹痛の要因を挙げられました。

もし、これが小学生の男の子だったり、おばあさんだったり、昼間の外来だったりと人物やシチュエーションが変われば（つまり「地」が変われば）、強い腹痛の原因として思い浮かぶものは全く変わってくるでしょう。

同じ情報でも、その乗り物によって意味は多様に変化していきます。医師の診断に限らず、このネット社会においては情報の「地と図」をつねに意識したいですね。

3.
心の病と身体の病気？

さて、そろそろこの本もおしまいです。ここまでずっと身体の病気について考察してきましたが、心の病についてはふれてきませんでした。

病理医は、基本的に心の病は扱いません。細胞や組織の形を見るのが専門ですし、心の病を細胞や組織で診断することはないからです。病理医にとって遠い存在の心の病。でも、現代社会において、心の病ほど深刻で身近なテーマはないのではないでしょうか。

具合が悪いことと、病気になることにズレがあるという話をしてきました。

一方、心の病の場合は、多かれ少なかれ患者さんは何らかの具合の悪さを感じていて、その具合の悪さをどうにか克服したくて心療内科や精神科を受診した結果、ドクターから「うつ病です」というように診断されることになります。無症状の心の病というのは原則ない、といっていいでしょう。身体の病との大きな違いです。

心の病は社会生活、日常生活を送るにあたり、支障があるかどうかが、そのまま病気の診断につながります。早期がんのように、心の病にも早期、あるいは潜在的なものがあったとしても、それはその患者さんの性格であったり生活環境だったり、あるいは、もしかしたら遺伝的素因によって変わるものかもしれません。でも、それはあくまでもそういう因子があるということで、早期がんのように、早期の心の病と診断されることはあまりありません。心の病は、社会との関係性の中で決まっていきます。

心の病のこの特徴は、とても示唆的だと思います。身体の病気は、あくまでも患者さん個人の身体の中で生じている問題です。もちろん、生活習慣が身体の病気の要因となることは事実ですが、それは予防医学であり、ひとたび身体の病気にかかってしまった場合は、あくまでも病気そのものに対して治療がなされます。

しかし、心の病はそうはいきません。その人が生きている社会との関係性を診ていかなければ、治療になりません。この差はとても大きいのです。

では、心の病が社会生活を送る上で支障をきたす状態、つまり社会適応できない状態だとするならば、それは本人だけの問題でしょうか。適応しようとしている社会は、本当にまともなのでしょうか。社会のほうにこそ原因があるのではないか、ということも、考えなくてはならないように思います。

昨今、ゲーム障害が問題となり、ついに2019年に世界保健機関（WHO）で正式な疾患として採択されました。この背景にはスマートフォン（以下、スマホ）の普及がかなり大きな要因となっています。スマホに搭載されているゲームアプリなら、移動中の時間を含め、のべつまくなしゲームをし続けることができてしまいます。メディアを含めた社会生活の変化に比例して、心の病の特徴も変わってきています。

心の病に、脳の機能異常や何らかの器質的な異常が関与していることも研究で明らかになってはいますが、心の病の治療には、患者さんとその周囲の社会的な環境の双方をつねに考慮することが必要になってきます。

心の病に限らず、全世界的には「肥満と飢餓」という、両極端の病態が深刻化しています。貧困層では、安価なファーストフードばかりを摂取していることで肥満児が増える一方、飲む水にも困るような不衛生な環境で、栄養失調で亡くなる子どももいます。社会的な環境を踏まえて疾患を考えるという姿勢は心の病に限らず、身体の病気を考える上でも、とても重要なことだと思います。

さらに忘れてはならないのが、心と身体の関係性です。心の病が身体の具合の悪さとして現れることもありますし、がん闘病中の患者さんが精神的に追い詰められることもあります。

がん治療の現場では、がん患者さんの緩和ケアを含めたリエゾン精神医学が注目されています。リエゾン精神医学とは、一般の身体医療の中で起こる様々な心の問題に対して、身体の治療を行う医療スタッフと精神科医が協力しながら、患者さんの治療を進めるものです。心と身体がどんなふうに互いに影響し合っているのか、ますますそのことを考えなければならない時代になってきていると思います。

医療において、細胞と組織の姿を診る専門家として、われわれ病理医はいったい何ができるのか、これからの課題です。

おしゃべり病理ノート 3 ゲーマーから腕のいい外科医へ

　ゲームのやりすぎで、日常生活に支障をきたすゲーム依存症が、「ゲーム障害」として国際的に「病気」と認められました。ＷＨＯが改訂版国際疾病分類「ＩＣＤ－11」の最終案に明記し、２０１９年５月のＷＨＯ総会で正式決定されたのです。国際疾病分類は１９９０年以来、約30年ぶりの改訂となります。日本では、現在従来のＩＣＤ－10が用いられていますが、２０２２年１月の正式発効に向けて準備が進められています。

　スマホの普及が、ゲーム依存症の大きな要因のようです。スマホに搭載されたアプリは、いつでもどこでもゲームに没頭することを可能にします。移動中でも食事中でも、片手が空きさえすれば画面を親指で連打する「ながらゲーマー」。気がつくと、起きている時間のほとんどをスマホゲームに費やす、ということにもなりかねません。

そのうち、ゲームの過剰な反復刺激によって自律神経に異常を生じ、睡眠サイクルが狂い、眠れなくなる。夜中に起きているとますますゲームの世界へ入り浸り、日常生活が破綻してしまう、という恐れもあります。

新型コロナウイルスパンデミックで外出が思うようにできなくなり、スマホ依存やゲーム障害は、このあとさらに大きな社会問題になっていくのではないかと危惧しています。

ゲームで心身の健康を損なうことが懸念される一方で、皮肉なことにゲームテクニックが最近、外科医に求められるようになっています。というのも、ロボット手術が行われることが増えているからです。

前立腺がんをはじめとした特に泌尿器科領域の外科手術で、ロボット手術が主流になりつつあります。視野が狭く、外科医の手さえ邪魔になるような小さな部位の操作も、ロボット手術なら視野をしっかり確保しながら安全に手術ができ、出血量も少なくて済みます。

ロボット手術は、モニターを見ながらロボットを遠隔操作しますが、ロボット手術がやたらとうまい外科医は、ゲーマーであることが多いようです。モニター操作はゲームと似ていて、日々ゲームに明け暮れた生活習慣が、そのままロボット手術のトレーニングになっていたのかもしれません。

このように、ゲームは人を病気にもする一方で、一部の人には、病気を治すスキルの鍛錬にもなっているようです。

スマホの発明と普及は、今世紀最大のイノベーションだといわれていますが、それに匹敵する、あるいはそれ以上の歴史的な発明品といえば活版印刷です。中世のグーテンベルクによる「活版印刷革命」は、当時の人々の識字能力を底上げし、科学や宗教の理論が印刷技術によって飛躍的に広まっていきました。

スマホがゲーム障害の大きな要因となったように、活版印刷革命は「老眼」と「遠視」という病態も生み出しています。

今まで読み書きをしてこなかった人々にとって、小さな形が見えづらいと認識する機会などそれまでなかったのですね。それが、文字を読むことが生活の一部になったことで、大勢の人が自身の遠視や老眼に気づくことになったのです。

近くが見えづらいという認識が広まることによって拡大したのが、「眼鏡市場」です。レンズを作る技術が急速に向上し、グーテンベルクが活版印刷を発明して約145年後、ついにヤンセン親子が顕微鏡を発明します。ふたつのレンズを眼鏡のように横に並べるのではなく、縦に並べて重ねて使うと、物体が拡大して見えることに気づいたのです。

病理医の仕事も、遠く遡ると、グーテンベルクの活版印刷革命の恩恵を受けているのかと思うと、歴史の人物をぐっと身近に感じます。

このように、活版印刷革命による識字能力の向上という表立った影響の裏側で、老眼と遠視という病態が副次的に誕生し、眼鏡の必要性を生み出し、眼科医と眼鏡職人を育成し、それが新たな道具の発明を促し、病理学の進歩にも貢献する、といった循環が生まれていきました。メディアをはじめとした社会の変化は、病態も技能も道具も創り出すのです。

ＷＨＯに正式に疾病として名を連ねることになった「ゲーム障害」。ゲーマーの外科医がゲームのやりすぎで出勤できなくなればゲーム障害ですが、同じくらいゲームをやっていても、ロボット手術で力を発揮できれば、病気ではなくなります。場所を自宅の部屋から手術室に移してロボット手術依存症になってしまえば、もはや患者ではなく、名外科医なのです。

改めて、病気っていったいどんな状態なのだろうと、ここでも思います。国際疾病分類は、国際的な病気の「共通言語」として統計や研究に利用するために必要なものですが、特に精神疾患の病態というのはとらえどころがなく、つねに社会との適応の具合によって、その診断基準は大きく変わることになります。

信頼している精神科の教授は、「最近は、うつ病だとか、自律神経失調症だとか、安易に診断をつけすぎだ」といいます。元気でじっとしていられない落ち着きのない子は、みんな「注意欠陥・多動性障害（ＡＤＨＤ）」と病気にさせられてしまいます。

よく同僚たちと冗談半分に話しますが、「医師の半数近くは、ＡＤＨＤじゃないかと思う」ということです。また、著名人の中でも、自らを「ＡＤＨＤです」という人も少なくありません。協調性がなくて落ち着かないのは、あくなき好奇心と、それをどこまでも追求したい探求心の裏返しなのかもしれません。

何が正常なのか？　どこから病的なの？　誰かや何かに必要とされれば、病気じゃなくなることってあるのでしょうか。無症状の早期がんと、気のせいだといわれても断固として居座る痛みがあることは、どちらがより異常なのでしょうか。

ＩＣＤの改訂が30年ぶりとはかなりのんびりしているように思いますが、疾病の分類の是非やその功罪については、今後も考え続けていきたいです。

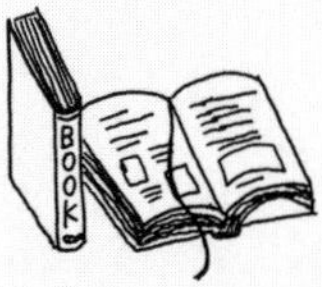

番外図書室

前著『おしゃべりながんの図鑑』では、病理医の日常の仕事をご紹介しながら、がんとは何かということや、代表的ながんの特徴を中心に解説しました。

本書も、最新の知見を説明するというよりも、医学生が学ぶような基本的な身体の仕組みや形、そして、その異常な状態である病態について、専門書とは全く違った切り口で解説することを主眼としましたので、参考文献的なものは非常にスタンダードなものを使用しました。

本書を手に取られるみなさんの中で、医師以外の医療従事者の方、ケアマネジャーをはじめとした、医療を医療現場の外側から支えてくださるご職業に就いている方、そして、医学に興味を持っている若い読者の方もおられるだろうと想像します。

みなさんがさらに詳しく身体の仕組みについて知りたいと思ったときに、参考になりそうな教科書や本、インターネットのサイトをご紹介します。私も本書を書くにあたり、おおいに参考にしたものです。

1. 『Robbins and Cotran PATHOLOGIC BASIS OF DISEASE NINTH EDITION』 Kumar V, Abbas AK, Aster JC（Elsevier）

いきなり英語の教科書ですが、いわずと知れた病理学の名著です。第9版が最新となっており、改訂するたびに新しい知見がどんどん投入されていますが、オールカラーで非常にわかりやすく説明されています。やる気のある医学生は持っているかな？（笑）

大阪大学大学院の仲野徹先生は、学生にこの本をしっかり読ませるのだとか（「だから学生にむっちゃ、嫌われてます」と、おっしゃっていました）。

10章からなるGeneral Pathologyと19章からなるSystemic Pathologyという構成の、この教科書の病気の分類方法をベースに本書も書いてみようと思いましたが、一般書として書くにはやはり専門的すぎるのであきらめました。

ただ、本書は、General Pathologyの中の主要な病態をしっかり抽出しつつ、随所でSystemic Pathologyで説明された各論的な臓器別の疾患の説明も盛り込んで、構成したつもりです。しかし、もっと深く理解したい、知りたいという意欲ある方は、この本を熟読して損はありません。

2. 『カラー図解 人体の正常構造と機能［全10巻縮刷版］改訂第3版』

坂井建雄・河原克雅 編集（日本医事新報社）

日本語の教科書です。各臓器別に解剖学から組織学、肉眼から顕微鏡レベル（一部は電子顕微鏡レベル！）までを網羅した身体の構造に加えて、その機能的なところ（つまり生理学）にもしっかり説明がなされた良書で、非常に優れた編集がなされています。

解剖学、生理学の基礎医学の先生方と各内科の先生方が分担して執筆されていますが、文体も統一されており、つぎはぎな感じが全くありません。2017年の改訂で、新しい知見が投入され、とてもわかりやすく解説されています。

一般の方、特に高校生で生物が大好きで医学部に進学してみたいという意欲あふれる方には、かなり楽しんで読んでいただけるのではないかと思います。購入すると、パソコンやスマホ等で見ることができる電子書籍が付くという特典までありま す。

また、こちらはオールカラーの美しい図鑑でもあります。図解がとても素晴らしいので、おおいに参考にさせていただきました（私が描くと、どうしてもダイナミックにはならないのですが……。やっぱりプロのイラストレーターの方はすごいですね）。

ある臓器についてもっと深く知りたいという場合には、縮刷版ではなく、臓器別の本も用意されていますので、人体の冒険に存分に浸ることもできますよ。

3.『カラー図解　人体の細胞生物学』

坂井建雄・石崎泰樹　編集（日本医事新報社）

2．の姉妹版の本。細胞にさらにフォーカスした教科書です。
「細胞とは何か」という序章から始まり、細胞単位で正常の機能から病態まで解説された本です。やはりオールカラーで、わかりやすく美しい図解が魅力的です。こちらも大変おすすめです。

坂井建雄先生の解剖学の本は、一般向けの本がいくつか出ています。医史学がご専門でもあり、『図説 医学の歴史』（医学書院）という大著もお一人で執筆されており、その編集手腕と筆力には脱帽しまくりです。私の書斎の本棚には、『図説 医学の歴史』を含め、坂井先生編集の右記3冊がでーんと鎮座しています。

4. 『病気がみえる』シリーズ MEDIC MEDIA

これは、医学生を中心に非常に広く読まれている参考書です。臓器あるいは診療科別に12冊のシリーズで出版されています。

医師国家試験をはじめとした試験対策用のイメージがありますが、監修はその分野を牽引している著名な先生方で、改訂もしっかりなされていますので、侮るなかれ、だと思っています。今回、なじみの薄い分野についても解説する上で、私もおおいに参考にさせていただきました。

オールカラーで図解やイラストもかわいらしく、「なるほど！　こうやって描けばわかりやすいな」と、イラストを描くときの参考にも。でも、個人的に細胞に目や足をつけて表現するのは抵抗があり、そこまで真似をするのはやめました（細胞自体を擬人化するのは、なんだかずるい気がするのと、細胞に失礼な気がしてしまうんです）。

医療従事者だけではなく、一般の方もご興味があればぜひ。本屋さんの医学書コーナーでぱらぱら見てみてください。医学書のわりに、比較的お求めやすい価格も魅力です。

5. ウイルスや免疫についての良書

新型コロナウイルスパンデミックが起きたことによって、ウイルスや免疫について興味を持たれた方も少なくないように思います。1～4に紹介した本におけるウイルスや免疫についての解説もそれなりに充実していますが、それ以外の読み物としておすすめできる本を、ざっとご紹介しておきます。

●『美しい電子顕微鏡写真と構造図で見る　ウイルス図鑑101』
マリリン・J・ルーシンク　著、布施晃　監修、北川玲　訳（創元社）

図鑑好きの方におすすめです。カラフルな電子顕微鏡写真が美しいですし、ウイルスの構造の模式図がとてもわかりやすいです。

●『生命科学のためのウイルス学――感染と宿主応答のしくみ、医療への応用』
下遠野邦忠、瀬谷司　監訳（南江堂）

海外の教科書『VIRUSES』の翻訳本で、タイトル通り、ウイルスの構造や形態や種類、ワクチンや検査方法にいたるまで、ウイルスのことならなんでもござれと詳しく書かれています。コラムや図表が充実し、章末に理解を深めるための設問や参考文献がついていて、教育的な構成です。とてもわかりやすい文体です。

ちなみに、南江堂は医学書を中心とした専門書を扱う出版社ですが、翻訳本に定評があります。特に、『ワインバーグ　がんの生物学（原書第2版）』（武藤誠、青木正博訳）は、最新のがん研究を網羅した素晴らしい良書です。初版は日本翻訳出版文化賞を受賞しています。専門書ですが、がんのことに興味のある方、研究者になりたいという若い方にはぜひ手に取っていただきたい1冊です。

●『ウイルス・プラネット』
カール・ジンマー 著、今西康子 訳（飛鳥新社）

本書と同じ、寄藤文平さんのブックデザインがおしゃれ。代表的なウイルスについて解説しながら、ウイルスのトレンドをざっと見通せるライトな本です。入門編としてどうぞ。カール・ジンマーはフリーのサイエンスライターですが、とても編集が上手です。この本が気に入った方は、彼のほかの著書もおすすめですよ。

●『ウイルスの意味論——生命の定義を超えた存在』
山内一也（みすず書房）

天然痘や牛疸の根絶に貢献したウイルス学者山内先生（御年89歳！）の最新書。『ウイルスの意味論』というタイトル通り、ウイルスの存在論、歴史観、将来像について、半世紀以上の研究者生活を通して磨いてきた視点で多様に語り尽くされています。「ウイルスは情報として生きている」をはじめとした山内先生の数々の至言がたくさん散りばめられ、今のウィズコロナ時代を考える上で示唆に富む1冊です。

●『好きになる免疫学 第2版』
萩原清文 著、山本一彦 監修（講談社）
大人気「好きになるシリーズ」の中の人気の1冊。最近改訂されたばかり。免疫の複雑な仕組みを味わい深いイラストとともに、明快に解説されています。

6. 一般の読者の方にも使えるサイト

病気のことについて、正確な情報を知るためのサイトをご紹介します。

●厚生労働省 https://www.mhlw.go.jp/index.html
日本の医療実態も、豊富なデータとともに閲覧可能です。COVID-19関連の情報に関しては、特にデータという観点では、日本経済新聞社や東洋経済新報社等のサイトも使えると思います。

●日本病理学会 http://pathology.or.jp

病理医がどんな専門医であるのか、ご興味を持ってくださったらぜひこちらのサイトをのぞいてみてください。地味ですが(笑)、「病理専門医になるためには、どうしたらいいか」ということも、紹介されています。

・日本肺癌学会 https://www.haigan.gr.jp

・日本乳癌学会 https://www.jbcs.gr.jp

肺がん、乳がんは、いずれも抗がん剤治療が非常に進んでおり、ほかのがん治療をリードしています。両者のホームページには、最新の研究や抗がん剤の臨床試験結果なども掲載され、一般の方向けのページも充実しています。

・世界保健機関 https://www.who.int/en

・アメリカ疾病予防管理センター https://www.cdc.gov

COVID-19に関して、英語が堪能な方は、右記のふたつのサイトをおすすめします。日本のサイトよりも、はるかに上質の情報を入手することができます。

7. 病理医がふだん活用している本や文献

病理医がふだんの診断で活用しているものを、少しだけご紹介します。

まず、がんの診断には、『癌取扱い規約』（金原出版）と『WHO Classification of Tumours』（IARC）を用いています。

いずれも、がんごとに編集されており、診断名をはじめ、その疾患の特徴や診断方法、進行期分類の方法が解説されています。われわれ病理医は、右記の診断基準に則って診断をしています（その基準があることで、全国、いや世界中でも診断を共有し、標準的な治療が受けられるようになっています）。

『癌取扱い規約』もWHOの腫瘍分類も、研究によって様々なことが解明されるたびに、専門家が集まって協議し、改訂がなされています。

私の所属する病理検査室では、つねに最新版のものを使うようにし、改訂版が出れば随時買い直して勉強し直しています。がんの規約（たとえば大腸がん、胃がん、乳がん、肺がん、乳がんあたり）は、頻回に診断規定が変更されて新しく改訂版が発売されるので、そこに追いついていくのはなかなか大変です。希少な疾患に出会った場合は、必要に応じて、PudMed等の論文検索エンジンを用いて学術論文を検索して診断することも、少なくありません。

また、日本語の参考書としては最近14年ぶりに改訂された『外科病理学［第5版］』（文光堂）や臓器ごとに診断のポイントを解説している『腫瘍病理鑑別診断アトラス』のシリーズ（文光堂）、月刊誌でつねに最新の知見を解説している『病理と臨床』シリーズ（文光堂）やその別冊などが、だいたいの病理検査室にはそろっているのではないでしょうか。

おわりに

本書の執筆のさなか、新型コロナウイルスのパンデミックが起きました。日を追うごとに状況が悪化し、日常がほんの数週間で様変わりしました。

子どもたちの学校は休校となり、楽しみにしていた様々な行事も部活動もすべてなくなりました。私も参加を予定していた講演会や学会が、すべて中止となりました。そのうちに職場は災害対策、感染対策一色となり、コロナウイルスの研究協力や検査体制の構築など、仕事の一部にもコロナウイルスがぐいぐいと入り込んできました。

蔓延したのは、コロナウイルスだけではありませんでした。疑心暗鬼や差別意識や不安や恐怖など、あらゆる負の感情も人々の間にどんどん感染していきました。ウイルスそのものより、感情のほうが広がるのが早かった。それは想像以上でした。

新型コロナウイルスに対して過敏に反応する社会の姿は、生体内での免疫反応と似ていると思いました。ウイルス感染に対して強固に対策しようとし、都市封鎖をはじめ、人々の活動を抑制すると社会経済は著しい混乱をきたしました。株価は日々乱高下を繰り返し、その影響はリーマンショックをはるかに超えるといわれています。かといって感染対策が甘ければ、オーバーシュートと呼ばれる感染の加速が生じ、重度の肺炎を患った人々が満足な治療を受けられない事態になります。

このジレンマは、生体内のウイルスとの闘いとほとんど同じ形を呈していると思いました。免疫反応が過剰になると、正常の細胞たちの傷害が著しくなり、それが原因で容体が悪化します。かといってウイルスによる炎症反応を抑えなければ病状は進行する。そのせめぎあいの中で、どちらもうまく制御していくような治療が求められるのです。

松岡正剛さんが提唱してきた編集工学のモットーは、「生命に学ぶ、歴史を展《ひら》く、文化に遊ぶ」の三本柱から成り立っています。

社会で起きているあらゆる現象をひもとくときには、まず生命のモデルにその型があるのだと教えられてきましたが、今回の新型コロナウイルスパンデミックは私にとって、生命に学ぶまさに象徴的な出来事でした。病理医であり、かつ松岡さんに師事してきたものとしては、生命に学ぶということをあらゆる世の中の事象と重ね合わせていきたい。コロナ禍の中で、本書の執筆を進めていくことで、生命に学び直す機会を思いがけずいただけたと思います。

これまでイシス編集学校において、たくさんの方との出会いがあり、世界を読み解く様々な方法を教わってきました。その中でも特に、徹底した学びの姿勢をつねにお手本として魅せてくださり、私の連想に寄りがちな思考プロセスを長所にできるよう指導してくださった蜷川明男さん、様々なプロジェクトでご一緒させていただき、そのたびに、大胆な発想や助言や励ましの言葉をくださる吉村堅樹さんに、特に御礼を申し上げたいです。

日頃から、病理診断を通して様々なことを教えてくださるボスの松本俊治教授をはじめ、やる気に満ちあふれたかわいい病理医の後輩や、陰でいつも支えてくれている臨床検査技師のみなさんにも改めて御礼を申し上げます。

また、何といっても、家族にはたくさんの愛情と感謝の意をささげます。誰よりも私のことを心配し応援してくれている母、優しく見守りつつ、つねにさりげなくも的確な助言をくれる夫、本書の執筆を終えるころに「え、本書いてたの？」と気づく、朗らかで自分の好きなことにひたむきな息子と、「ママ、無理しないでね」と気遣いながら「ママならできるよ」といつも励ましてくれた娘。そして、疲れた心身を癒してくれる白いふわふわの毛とまんまるおめめが愛くるしいまるちゃん。いつも元気と勇気をもらっています。本当に本当にありがとう。

最後に、強烈にスルドイ「素朴な素人の質問」を投げかけ続けて、本書を磨いてくれたCCCメディアハウスの山本泰代さんと、装丁に対する私のわがままを聞いてくださったブック・デザイナーの寄藤文平さん、古屋郁美さんに厚く御礼を申し上げます。

2020年夏

小倉加奈子

おしゃべり病理医《びょうりい》のカラダと病気《びょうき》の図鑑《ずかん》

人体《じんたい》サプライチェーンの仕組《しく》み

2020年10月8日　初版発行

著者
小倉加奈子

発行者
小林圭太

発行所
株式会社 CCCメディアハウス
〒141-8205 東京都品川区上大崎3丁目1番1号
電話：販売 03-5436-5721　編集 03-5436-5735
http://books.cccmh.co.jp

印刷・製本
株式会社 新藤慶昌堂

装幀・デザイン
寄藤文平＋古屋郁美（文平銀座）

校正
株式会社 文字工房燦光

 Printed in Japan　ISBN 978-4-484-20223-5